¿POR QUÉ ENGORDAMOS?

DRA. Mª. DOLORES SAAVEDRA

¿POR QUÉ ENGORDAMOS?

El mejor método para eliminar la grasa

Prólogo de **Carlota Corredera**

Grijalbo

Dedico este libro a los tres hombres
que hicieron de mí, lo que soy:

A mi padre: por su fé, su optimismo,
su maravilloso ejemplo y sus sabios consejos

A mi marido: por su amor, su paciencia,
su inestimable apoyo y su invaluable ayuda

A mi maestro FOM: por impulsarme a lograr
siempre mis objetivos, buscando
la excelencia, sin apartarme nunca
del camino de la ciencia

Y por supuesto, a mi hija, que desde
que nació es el motor de mi vida

ÍNDICE

PRÓLOGO

El libro que tienes entre las manos va a cambiarte la vida. Puede sonar pretencioso, pero es una realidad. Si tienes sobrepeso, debes leerlo; si padeces obesidad, debes leerlo; si tu constitución es delgada, comes de todo y no engordas nunca, también debes leerlo. Y, por supuesto, debes leerlo por tus hijos, tus nietos o tus sobrinos. Porque para tener una buena salud es imprescindible tener conocimientos de nutrición como los que está a punto de compartir contigo la doctora Saavedra de una manera atractiva y accesible.

Conocí a Dolores en octubre de 2015. Me encontré con una mujer menuda y enérgica, pero, sobre todo, comprensiva. Poco después de cruzar por primera vez la puerta de su consulta, descubrí una de las grandes revelaciones que iba a cambiar mi mentalidad para siempre: lo importante no es el peso, lo importante es la grasa. Toda la vida siendo esclava de la báscula para descubrir, pasados los cuarenta años, que un peso saludable no lo determina el famoso Índice de Masa Corporal (IMC), sino el porcentaje de grasa, en especial de grasa visceral. Fíate más de la cinta métrica que tienes en el costurero de casa que de la maldita báscula que guardas en el baño. Gracias a este libro entenderás que tu talla, tus medidas y tu volumen dicen más de tu salud que los kilos. Todo un descubrimiento. Pero te esperan muchos más. ¿Quieres saber, por ejemplo, por qué los hombres pueden comer más que las mujeres sin aumentar su proporción de grasa? Encontrarás la respuesta en las siguientes páginas, entre músculos y hormonas.

Estás a punto de resolver muchas dudas sobre qué comes, cómo lo comes y cómo afecta en tu calidad de vida. También van a desmontarse numerosos mitos sobre las pautas de alimentación que durante varias generaciones hemos aprendido de manera errónea. Y, por supuesto, este libro también responde a la principal cuestión que le da título: «¿Por qué engordamos?». Aunque yo me atrevo a plantear un buen número de preguntas más. Allá voy: ¿por qué siempre que atraco la nevera o la despensa me centro en los hidratos y las grasas? ¿Pueden nuestros genes condicionar nuestra relación con la comida? ¿Es lo mismo tener hambre que tener apetito? ¿A qué trucos y alimentos puedo recurrir para calmar mi ansiedad por la comida? ¿Por qué cuando como deprisa luego tengo más hambre? ¿Qué tipo de alimentos nunca deben faltar en la dieta de una mujer que alcanza la menopausia? ¿Es cierto que pasar hambre adelgaza? ¿Es verdad que el estrés engorda? ¿Son sanos los zumos de frutas naturales? ¿La leche es mejor de vaca o vegetal? ¿Hay que eliminar el pan de las dietas para perder peso? ¿Es cierto que comer muchos huevos produce colesterol? ¿Es imprescindible para mantenerse sano hacer ejercicio o basta con llevar una buena alimentación? ¿Qué debo desayunar para no llegar con hambre a la tarde-noche? Encontrarás todas las respuestas en este libro.

Ahora te hago yo a ti una pregunta: ¿sabías que además de dulce, salado, ácido y amargo existe un quinto sabor primario? Se llama *umami* y engancha. Engancha muchísimo. Como el azúcar blanco, el dulce veneno que está científicamente demostrado que es una sustancia tan adictiva como las drogas, pero que está completamente normalizada y que les inyectamos a nuestros hijos envuelta en amor. Estoy segura de que te impresionará muchísimo lo que vas a conocer acerca del azúcar; da mucho miedo, la verdad. Y presta atención, porque el azúcar no está solo en los dulces: está por todas partes. No pierdas de vista las etiquetas de todo lo que metes en el carro de la compra. En las siguientes páginas tienes todas las claves para cambiar tu mirada sobre todo lo que comemos en casa y fuera de ella.

Dolores Saavedra es una excelente doctora, y no solo porque es muy sabia, una palabra que me encanta utilizar con ella porque siento que la representa de manera muy certera. Su larga experiencia en el campo de la nutrigenética y la enorme lista de pacientes que hemos pasado por sus manos la han dotado de algo que considero casi tan importante como el conocimiento en Medicina: la empatía. Para poder lidiar con nuestra fuerza de voluntad cuando flaquea, para no tirar la toalla cuando los sacrificios de la dieta aprietan demasiado, las personas con sobrepeso u obesidad necesitan sentirse comprendidas, necesitan dejar de sentirse mal, necesitan no sentirse menospreciadas por no poder controlar con facilidad sus impulsos por comer. Necesitan disciplina, pero también cariño y, sobre todo, escuchar de boca de su médico que no están gordos porque quieren. «Estoy segura de que nadie quiere tener obesidad —escribe la doctora Saavedra en uno de los capítulos de este libro, y añade—; sin embargo, solo se les dice: "Come menos y camina o muévete más", y esto es muy simplista. La obesidad reúne factores que uno no puede controlar, pues no dependen de la fuerza de voluntad. La obesidad es una enfermedad y hay que tratarla como tal». Bendita Dolores. ¡Gracias por entendernos y por compartir en este libro tu sabiduría, amiga!

CARLOTA CORREDERA

SOBRE LA AUTORA

Cuando la doctora Dolores Saavedra me propuso escribir unas líneas sobre su libro, lo primero que me vino a la mente fue que debía transmitirles a los lectores quién es la persona que está detrás de esta obra, cómo nos conocimos y cuáles fueron los caminos que Dolores tomó en su vida hasta llegar a ser una de las personas más relevantes de España y Latinoamérica en el tratamiento y la lucha contra la obesidad.

Una de las cosas que más admiro de las personas es la perseverancia y la capacidad de luchar y no dejarse vencer por las adversidades de la vida. Sin intención de describir exhaustivamente ahora su abultado curriculum vitae, sí que me gustaría apuntar algunas pinceladas de su trayectoria para que comprendan por qué la autora está entre esas personas que cuentan con mi más sincera admiración.

Dolores, siendo muy joven, consiguió una de las primeras diplomaturas en Genética Clínica de México. Algunos años más tarde, la nombraron presidenta de la Sociedad Mexicana de Genética

Humana, un logro que, en aquel momento, no solo era excepcional para una mujer, sino que también era sumamente innovador. Pero eso no es de extrañar, puesto que la obtención de su Cum Laude en el grado de Medicina anticipaba ya que sus capacidades estaban por encima de la media.

La capacidad de trabajo de Dolores es simplemente impresionante. Dedica incontables horas a la atención de sus pacientes, los cuales le devuelven esta dedicación con lo que para ella es lo más importante: relaciones de profunda confianza. Mujer luchadora, excelente investigadora y abnegada médica, Dolores dedica su vida a tratar de mejorar las de cada uno de nosotros. Y todo ello sin descuidar sus otras facetas de esposa y de madre, de la que su hija Bárbara, a quien tuve el placer de conocer como persona y como profesional, podría hablar mejor que yo.

Cuando conocí a Dolores, ella trabajaba en el servicio de Endocrinología del Hospital Gregorio Marañón de Madrid, con el ya fallecido profesor Basilio Moreno. Basilio, como lo conocíamos y llamábamos los amigos, era una persona cercana, fanático del Real Madrid y con una bondad infinita que revertía en pacientes y compañeros. Quien haya tenido la suerte de conocerlo sabrá que esto es tan cierto como que Basilio es hoy reconocido como una de las figuras clave de la sanidad en España, por su amplia e intensa trayectoria y por haber sido propulsor de cientos de estrategias contra la obesidad y el sobrepeso que actualmente se mantienen vigentes.

En aquellos días, en PronoKal Group teníamos en marcha una de las primeras y más grandes investigaciones hechas jamás en dietas cetogénicas en el mundo, el Estudio Prokal, y tener a una profesional como Dolores haciendo el seguimiento clínico de los pacientes era para nosotros una garantía de excelencia. En efecto, rápidamente Dolores se transformó en una persona clave en la unidad de investigación y todas las piezas del puzle encajaron, afianzando nuestra relación y dando sus frutos a nivel científico.

Desde esos primeros años de trabajo juntos en el Hospital Gregorio Marañón y la incipiente investigación sobre las dietas cetogénicas hasta hoy, hemos acumulado mucha evidencia. En aquel momento, las preguntas eran más sencillas porque necesitábamos respuestas simples. Queríamos conocer la eficacia y la seguridad de nuestro método, queríamos estar seguros de que lo que prescribíamos y tan buen resultado tenía en los pacientes fuera seguro.

Con los años, acabamos desarrollando lo que hoy es la línea de investigación en dietas cetogénicas más sólida del mundo, nos encargamos de contestar prácticamente a todas las preguntas que como médicos asistenciales pueden formularnos y agrupamos las respuestas en pilares como la seguridad, la calidad y la eficacia del tratamiento.

A lo largo de todo este tiempo, Dolores ha participado activamente en el desarrollo de esta estrategia como integrante de nuestro panel de expertos junto con otros especialistas del mundo de la nutrición, la endocrinología, la actividad física y el *coaching*.

Debido a su trayectoria, el valor que tiene este libro es que, a diferencia de otros, no es una simple recopilación de información sobre el manejo del sobrepeso y la obesidad, sino que es el producto final de años de experiencia tanto en investigación como en la atención de pacientes y sus problemas. Esto lo transforma en un manual de aplicación, un libro de lectura y consulta para toda la familia al cual se puede recurrir en diferentes momentos de la vida y en diversas situaciones. El libro se basa en su experiencia, en los resultados de los miles de pacientes con exceso de peso tratados y en investigaciones realizadas.

Haciendo un breve repaso por algunos de los conceptos más interesantes que Dolores trata en su obra, yo destacaría el capítulo dedicado al conocimiento de nuestro cuerpo. Con un lenguaje sencillo y accesible, pero sumamente correcto desde el punto de vista científico, nos aporta una visión sobre cómo funciona nuestro metabolismo, sobre bulos y mitos en la alimentación y sobre los distintos factores que contribuyen al aumento de peso y favorecen la obesidad. Gracias a esta descripción, el libro nos permite encontrar explicación a cantidad de preguntas que nos hemos planteado o que alguna vez nuestros hijos nos han hecho y no supimos responder de forma adecuada.

Otro de los puntos interesantes que Dolores explica con suma habilidad para que los lectores puedan comprender es la diferencia entre las funciones que tienen la grasa y el músculo, tanto desde un punto de vista funcional como científico. Comprenderemos por qué es importante no solo tener un peso saludable, sino también contar con una composición corporal adecuada, y cómo una actividad física específica puede ayudarnos a conseguirlo.

A lo largo de las páginas, el lector hará un paseo por las causas genéticas que hacen que la humanidad tenga tendencia a aumentar de peso, tema especialmente relevante y en el que, me permito recalcar, Dolores es una de las mayores expertas. Yo mismo la he visto defender en congresos y convenciones científicas su punto de vista como genetista y explicar con pasión cómo ha determinado la genética la evolución de la raza humana y qué indicios tenemos de ello tras millones de años.

Se dice que en medicina nada es matemático y se aplica la regla de que dos más dos suele ser dos o cinco, pero nunca cuatro. En gran parte, esta variabilidad se produce por lo diferentes que somos los seres humanos entre nosotros a nivel cognitivo-conductual. Esta variación en nuestra conducta y en cómo reaccionamos ante los estímulos de forma diferente tiene mucho que ver con cómo nos relacionamos con la comida, una relación que en gran parte está marcada por nuestra cultura, que se nos inculca, primero, en nuestro hogar, en el seno de nuestra familia, y, luego, en sociedad. El grado en que la cultura influye en nuestra imagen corporal y nuestras expectativas a la hora de perder peso puede ser en algunos casos, tal como lo muestra Dolores en su libro, enorme.

Poder identificar estas relaciones en nuestros pacientes, darles la posibilidad de expresarlo y tener las herramientas adecuadas para tratarlos es realmente fantástico, y, en nuestra experiencia, aumenta en gran medida la eficacia del tratamiento.

Vivimos en un mundo en permanente evolución y, sin duda, el ámbito de la salud y del bienestar es uno de los más dinámicos. Nuestra esperanza de vida aumenta cada año y en algunos foros se habla de que ya ha nacido la persona que vivirá más de ciento cincuenta años. Nuestro reto como profesionales consiste en poder ligar estos avances tecnológicos al valor de la atención médica personalizada.

Aventurándome un poco en una visión de futuro, imagino que en poco tiempo el paciente podrá tener conectado su dispositivo móvil a su médico y mediante diagnóstico facial podremos saber si va a transgredir su dieta o si ya lo ha hecho, sin necesidad de preguntarlo. Sabremos si ha aumentado de peso y su composición corporal, y podremos adaptar su dieta justo a lo que necesita según sus expectativas. Pero lo que de momento no estamos cerca de reemplazar es el calor de un abrazo, el valor del

acompañamiento del médico en el tratamiento y la alegría común a la hora de conseguir el éxito.

Para cerrar este prólogo, permítanme volver a hablar un poco más sobre su autora. Mi admiración por Dolores comenzó desde lo profesional, pero a lo largo de tantos años y momentos recorridos juntos, he tenido el placer de descubrir a una persona alegre y que sabe reconocer la vida como un precioso regalo. Ella hace lo que predica: siempre está en forma y saludable. Esto lo consigue porque, aparte de trabajar mucho, también dedica tiempo a cuidar su cuerpo y lo que come, y lo hace de forma espartana. Sin embargo, deben saber los lectores que en las fiestas es de las que más baila ¡y de las últimas en marcharse!

Con el paso de los años y la experiencia acumulada sobre sus hombros, Dolores decidió crear su propia clínica para, de esta forma, poder atender a muchos más pacientes y brindarles un tipo de atención con un enfoque especial, único en realidad. Ella encarna a la perfección esa faceta humana que, por suerte, los avances tecnológicos aún no son capaces de sustituir. Espero que al leer este libro descubran ese enfoque único de Dolores, del que no quiero dar más pistas para que lo disfruten de la misma forma en que lo he hecho yo. No me cabe la más mínima duda de que seguirá siendo una obra de consulta en nuestros hogares dentro de generaciones.

DR. IGNACIO SAJOUX
Director médico PronoKal Group

INTRODUCCIÓN

El objetivo de este libro es daros algunos consejos para que viváis una vida más sana y podáis manteneros delgados, adelgazar si lo necesitáis y que enseñéis a comer a toda vuestra familia para poder atajar la epidemia de obesidad a la que se enfrenta el mundo desarrollado y, en particular, España. Lo que más nos apremia es la obesidad infantil y para frenarla necesitamos, todos, tener nociones básicas de Nutrición.

En esta introducción repetiré aquello que publiqué en el libro de Carlota Corredera *Tú también puedes*, que recoge las vivencias de esta periodista, su sufrimiento al no poder controlar su peso, su experiencia en la pérdida y su reeducación nutricional. Se ha mantenido en un peso saludable después de haber perdido 65 kilos. Ella ha servido de ejemplo para muchos de mis pacientes y espero que este libro sirva también de ayuda y apoyo, y anime a muchas personas a buscar una vida saludable.

De acuerdo con su relación con la comida, podríamos encontrar cuatro tipos de personas:

1. Las que por desgracia pasan hambre, por escasez de alimentos o voluntad propia (por hacer dieta o trabajar mucho y saltarse comidas).
2. Personas que utilizan la comida como vía de escape, ya sea personal o social, lo que las lleva a un sobrepeso u obesidad.
3. Las que hacen de su cuerpo un ritual y su templo de vida, y que cuidan su alimentación hasta un extremo enfermizo.
4. Lo que todos deberíamos hacer: comer y nutrirnos adecuadamente, de una forma racional.

En la actualidad, la obesidad y el sobrepeso constituyen una epidemia (extendida por todo el mundo desarrollado) de tal manera que la Organización Mundial de la Salud la llamó la «epidemia del siglo XXI» y la definió como el «exceso de grasa corporal que es nociva para la salud».

En España en concreto, 1 de cada 3 adultos tienen exceso de peso, ya que, como en muchas otras culturas, todo se celebra alrededor de una mesa, sea una alegría, una pérdida o un encuentro de trabajo. Miles de personas buscan cada día una solución a su problema de peso sin tener en cuenta las causas o sin querer saber sus motivos. A veces, una pérdida, un problema o una situación emocional compleja los llevan a liberar un freno y buscar la solución en la comida, y entramos en un bucle de autodestrucción que se convierte en un túnel, sin aparente salida. La nevera, en muchas ocasiones, se convierte en un refugio.

El estudio Di@bet.es, hecho a nivel nacional en 100 centros de atención primaria durante tres años y que incluyó a 5.554 personas, demostró que 2 de cada 3 españoles tienen exceso de peso. Se les administró una sobrecarga de glucosa de 75 g y más del 25 % (1 de cada 4 españoles) presenta algún trastorno del metabolismo de los hidratos de carbono.

La obesidad y el sobrepeso tienen múltiples causas: emocionales, genéticas, hormonales, sociales, etc., y, en todos los casos, se debe orientar el tratamiento siempre del mismo modo: atajando todos y cada uno de los factores que han llevado a una persona a ese estado.

Entre las diferentes causas de obesidad o sobrepeso podremos encontrar:

_Causas emocionales: Para muchas personas, el comer no solo implica nutrición, sino recompensa, satisfacción, placer y un refugio afectivo, ya que en nuestra cultura, como en la mayoría de las civilizaciones, dar de comer implica dar amor, amistad, protección, etc. Accedemos a la comida cuando estamos tristes o nos sentimos solos, pero también recurrimos a ella cuando deseamos festejar algo o mostrar nuestra alegría, casi siempre por mal manejo de nuestras emociones. Aunque el objetivo es autocomplacernos, el resultado al ganar peso es la disminución de la autoestima.

_Causas genéticas: Durante muchos años, la primera causa de muerte fue el hambre, por lo que nuestros antepasados desarrollaron cambios en sus genes que les facilitaron su supervivencia. Estos genes son los llamados «ahorradores», porque su función es guardar energía en forma de grasa. Todas las personas tenemos algunos de estos genes en mayor o menor proporción, por lo que es importante reconocerlos y entender sus mecanismos de acción para atajar sus consecuencias. No todos podemos comer igual, ni en cantidad ni en tipo de alimentos, ya que esto está en parte condicionado por nuestros genes.

_Causas hormonales: Desde hace tiempo se ha reconocido el papel de la tiroides en el control del metabolismo, así como el de la cortisona, aun cuando la tomemos como medicamento; sin embargo, en la actualidad sabemos que la hormona que controla no solo el azúcar, sino también la grasa, es la insulina, y que otras, como la progesterona, también influyen en la cantidad de grasa que tiene una persona.

_Causas sociales: Entre ellas, la globalización de la alimentación. Anteriormente, cada país mantenía una cultura culinaria que ha ido perdiéndose al igualarse las costumbres; actualmente en todos los países desarrollados y en vías de desarrollo existen con mayor frecuencia lugares de comida rápida, porque la premura impide que le dediquemos demasiado tiempo y esfuerzo a la alimentación. Ya no se piensa tanto en la nutrición, sino en lo apetitosa que puede ser una comida, ya que lo que más nos agrada es el placer de comer en sí mismo, y dejamos en un segundo plano las cualidades beneficiosas de la comida. Además, como ya se dijo, todo se celebra alrededor de una mesa: comiendo festejamos, agasajamos y cerramos tratos de negocio o de amistad.

Por ello, hacer una dieta para perder peso es un sacrificio mayor, que representa una renuncia muy importante a todos los aspectos sociales y emocionales que la comida significa. Pero, si se hace bien, es un sacrificio temporal que, a buen seguro, será el mejor de tus éxitos.

Ya desde tiempos de Aristóteles (aproximadamente 350 años antes de Cristo) se reconoció el papel que el alimento tenía en la salud y en la actualidad lo corroboramos con la obesidad, que afecta notablemente a la salud de las personas, pues está directamente relacionada con la enfermedad cardiovascular, la diabetes, el cáncer y otras muchas alteraciones metabólicas.

Siempre es necesario encontrar el momento para luchar contra el sobrepeso o la obesidad, y no sirve darnos excusas para empezar, pues nunca hallaremos el instante idóneo, y los días, meses y años van pasando. Debemos buscar la motivación y encontrar el apoyo de alguien que sea capaz de buscar tu compromiso contigo mismo y con tu salud. Cuanto antes empieces, antes ganarás salud y vida.

Al ser una enfermedad multifactorial, la obesidad, por su complejidad, debe tratarla un médico, ya que será el único capaz de valorar si detrás de esa obesidad hay aspectos y parámetros que tener en cuenta, relacionados con uno o varios problemas de salud.

Es importante tener una herramienta útil, efectiva y segura para ayudar a los pacientes a salir de ese túnel y de la conducta autodestructiva que implica la obesidad: tenemos exceso de peso y nuestra autoestima disminuye, y entonces comemos más para compensarlo, con lo que engordamos más y la autoestima sigue disminuyendo, y entramos en el bucle.

El médico debe guiar a los pacientes hacia un modo de vida saludable y conseguir no solo que pierdan peso, sino que a partir de ese momento aprendan a alimentarse para ganar salud y conseguir un peso saludable de por vida y mantener alta su autoestima. Lograr una rápida pérdida de peso, segura y de calidad hace que las personas recuperen la ilusión también muy rápido.

Espero que os sea de utilidad y pueda guiaros hacia los conocimientos que nos darán mejor calidad de vida. Os dejo este libro con todo mi cariño.

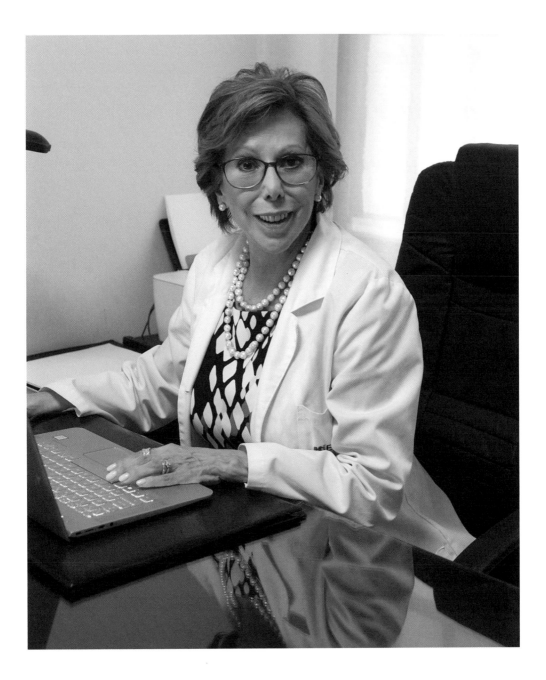

NUTRICIÓN Y SALUD

⟩ SOMOS LO QUE COMEMOS

Aproximadamente trescientos cincuenta años antes de Cristo, el gran filósofo griego Aristóteles pronunció su conocida frase: «Somos lo que comemos». Y qué gran verdad, pues esta certeza prevalece hasta la actualidad, en pleno siglo XXI. También señaló «que tu alimento sea tu medicina, y tu mejor medicina, tu alimento», uniendo definitivamente la nutrición con la salud.

Por ello, la nutrición adquiere un papel preponderante tanto en la medicina, para el tratamiento de base de diversas enfermedades, como en la vida diaria, ya que repercute directamente en la calidad de vida. En la nutrición se sostiene el refrán que reza: «No le des más años a tu vida, dale más vida a tus años».

Actualmente, existen muchas personas que, en los diversos medios de comunicación, opinan sobre lo que debemos y no debemos comer, pero ¿están cualificadas? ¿Sabemos con certeza qué es la nutrición? ¿Hay expertos en la materia que en realidad pueden orientar a los demás? Es preciso dar una respuesta negativa. Todo el mundo aconseja según aprendizajes familiares o personales, pero sin fundamento científico.

Sin embargo, existe una disciplina dedicada al estudio de la nutrición que forma a los profesionales en distintas áreas:

El primer nivel de formación es el de dietista, y lo obtienen aquellas personas que cursaron un módulo de grado superior de formación profesional. Son los encargados de elaborar y vigilar los menús en la restauración colectiva (restaurantes, escuelas, residencias, etc.), así como en los diversos *caterings* que se ofrecen en eventos y reuniones, aunque a veces esta responsabilidad recae en los propios cocineros.

El segundo nivel incluye a los nutricionistas, que son profesionales formados en la universidad con un grado en Nutrición Humana y Dietética, y son los responsables de pautar la nutrición en pacientes con necesidades especiales: embarazadas o mujeres que dan de ma-

mar, deportistas, niños, etc., o personas enfermas, caso en el que trabajan codo a codo con los profesionales sanitarios: enfermeras, médicos.

El tercer nivel de formación le corresponde al médico especialista en Endocrinología y Nutrición, quien es el responsable último de tratar las patologías inherentes a la nutrición: desnutrición, sobrepeso, obesidad, diabetes, trastornos de la conducta alimentaria y condiciones patológicas especiales que requieren una dieta particular (enfermedades del corazón, riñón, cáncer, etc.).

) TIPOS DE ALIMENTOS Y DE NUTRIENTES

«Alimento» es todo producto que toma o recibe un ser vivo, esencial para la vida desde el nacimiento hasta la muerte, porque proporciona una mezcla compleja de sustancias químicas que hace posible que el cuerpo construya y mantenga sus órganos, y le suministra la energía para desarrollar sus actividades. Nuestro cuerpo está compuesto por agua y una serie de estructuras cuya reposición es fundamental para el continuo proceso de regeneración de tejidos y órganos, por lo cual es indispensable ingerir alimento y beber agua.

Sin embargo, el alimento cumple tres grandes funciones: nutricionales, sociales y psicológicas:

1. Nutricionales: proporciona materia y energía para el mantenimiento tanto de las funciones fisiológicas como de la temperatura corporal.
2. Sociales: favorece la comunicación, el establecimiento de lazos afectivos, las relaciones sociales y la transmisión de la cultura.
3. Psicológicos: proporciona satisfacción y obtención de sensaciones gratificantes.

No es necesario que estas tres funciones estén presentes al mismo tiempo, ya que hay alimentos cuya función principal es la nutrición, mientras que otros son sobre todo placenteros y algunos, como el alcohol, nos sirven para socializar. Es importante resaltar aquí que las bebidas alcohólicas no tienen valor nutricional, pero como aportan energía se consideran alimento. Por el contrario, no se consideran alimentos las sustancias que no se ingieren o que, una vez ingeridas, alteran las funciones metabólicas del organismo, como el tabaco o las drogas.

De acuerdo con su naturaleza, los alimentos pueden ser de origen animal, vegetal o mineral. Los de origen animal son primordialmente carnes, aves, pescados, mariscos, lácteos y huevos. Los de origen vegetal son verduras, hortalizas, frutas, legumbres y cereales, mientras que los de origen mineral son las sales minerales y el agua.

Los componentes de los alimentos se conocen con el nombre de «nutrientes». Por lo tanto, un nutriente es todo aquello que le aporta a nuestro organismo los elementos necesarios para mantener las funciones normales del cuerpo, lo que se traduce en salud. Por eso debemos comer todo tipo de alimentos, para que la nutrición sea equilibrada y evitar así posibles deficiencias.

Aunque nuestro organismo pueda transformar un nutriente en otro, algunos solo se obtienen a través de la dieta, los llamados «nutrientes esenciales». En caso de que la nutrición no sea completa,

estos nutrientes deberán administrarse como complementos alimentarios, para evitar las carencias o suplirlas.

Los nutrientes se clasifican en dos grupos:

a)   macronutrientes
b)   micronutrientes

Los macronutrientes, junto con el agua, representan la base de la alimentación y requieren un procesamiento o digestión para que el cuerpo pueda asimilarlos. No existen alimentos «puros», es decir, que contengan un solo macronutriente, sino que en general incluyen diversas proporciones de ellos. Las excepciones quizá sean el azúcar o el aceite, que pueden considerarse alimentos formados por un único nutriente.

Los macronutrientes se clasifican en tres grandes grupos: hidratos de carbono, grasas y proteínas, como se muestra en la siguiente tabla:

TABLA I MACRONUTRIENTES

HIDRATOS DE CARBONO	**SIMPLES:** AZÚCARES Y HARINAS	Azúcares naturales: miel, frutas, verduras, leche... Refinadas: postres (generalmente hechos con leche y miel), refrescos, chuches, bollería...
		Harinas integrales: pan, pasta... Refinadas: pan, pasta, pastelería (generalmente hecha con harina de trigo), galletas...
	COMPLEJOS: ALMIDONES Y FIBRAS	Almidones / Cereales, legumbres y tubérculos
GRASAS	**SATURADAS**	Embutidos / Carnes rojas / Casquería / Quesos / Bollería industrial y precocinado
	NO SATURADAS	Aceites vegetales / Aguacate / Frutos secos
PROTEÍNAS	**ANIMALES**	Carnes y aves / Pescados y mariscos / Huevos y lácteos
	VEGETALES	Soja y algas / Legumbres y cereales

Los hidratos de carbono pueden ser simples o complejos. Los primeros están representados por azúcares y harinas; los segundos, por almidones y fibras. En general no se encuentran de forma aislada, sino combinados entre sí y con otros macronutrientes. Los hidratos simples son, comúnmente, los más sabrosos y apetecibles, y tienen como principal función proporcionarle energía rápida al organismo. En este grupo se incluyen las frutas y las harinas (pan, pasta), mientras que entre los complejos los más importantes son los cereales (arroz, maíz, trigo, cebada, etc.), las legumbres (lentejas, garbanzos, guisantes, soja, cacahuetes) y los tubérculos (patata, zanahoria, cebolla, remolacha, nabo...). Cabe señalar que al referirnos a postres hablamos de alimentos dulces hechos con azúcar y miel, mientras que al señalar pastelería y galletas aludimos a los que están hechos primordialmente con harina de trigo.

Las grasas pueden ser saturadas, como las que se encuentran en las carnes rojas, los embutidos y los quesos, así como en la bollería industrial y en los alimentos procesados, o no saturadas, que son las más sanas y están presentes en los pescados azules, el aceite de oliva, el aguacate y los frutos secos. Todas son muy apetecibles, pero tienen más calorías por gramo que los hidratos o las proteínas. Forman parte de las membranas celulares y los recubrimientos de los nervios, pero su función principal es la de permitir el almacenamiento de energía para cuando no haya suficiente alimento. Es decir, en nuestro organismo representan las reservas de energía a largo plazo. Las grasas esenciales, que debemos comer, pues no podemos producirlas, se encuentran en los ácidos grasos de cadena larga, como los omegas.

Las proteínas son de origen animal o vegetal. Todas están formadas por unidades llamadas «aminoácidos», algunas de las cuales son esenciales, pues el organismo no puede fabricarlas; por ello es necesario comer todo tipo de proteínas, porque no todas contienen todos los aminoácidos.

Entre las proteínas de origen animal se encuentran el huevo, las carnes rojas y blancas, las aves, los pescados y los mariscos; de las de origen vegetal forman parte las legumbres (soja, tofu) o los cereales (quinoa), entre otros.

La función de las proteínas es la de mantener el soporte corporal (músculos), formar la estructura de todas las células y realizar todos los procesos bioquímicos que se llevan a cabo en nuestro organismo (enzimas).

Los micronutrientes están presentes en muy pequeñas cantidades en los alimentos, pero son esenciales para el buen funcionamiento del organismo. Se pueden dividir en tres grandes grupos: vitaminas, minerales y oligoelementos, como se muestra en la tabla II.

TABLA II MICRONUTRIENTES

VITAMINAS		MINERALES	OLIGOELEMENTOS
HIDROSOLUBLES: Complejo B Vitamina C	LIPOSOLUBLES: Vitaminas A, D, E y K	Calcio, fósforo, sodio, magnesio, yodo, cromo...	Silicio, selenio, zinc, flavonoides, taninos...

Las vitaminas son las más conocidas y con frecuencia se asocian al bienestar, ya que su deficiencia causa diversos síntomas. Su función consiste en activar las diferentes reacciones químicas que se llevan al cabo en nuestro metabolismo. Se clasifican en *hidrosolubles* (se disuelven en agua) y son las del grupo B (B1 a B12) y la vitamina C. La conocida como vitamina H también pertenece al grupo B (biotina o B-7). En el caso de las *liposolubles* (se disuelven en la grasa), se incluyen la A, D, E y K.

Los alimentos contienen diversas proporciones de vitaminas, excepto la vitamina D, que requiere luz solar para que nuestro cuerpo pueda producirla. Por ello es conveniente tomar al menos una hora de sol al día sin protector solar de nivel alto.

Los minerales son muy importantes para el buen funcionamiento del cuerpo y el mantenimiento de la hidratación, la tensión arterial y la actividad de los músculos, incluyendo el corazón, así como para la actividad de la glándula tiroides, del páncreas y de todos los órganos, en general. En este grupo se encuentran el sodio (sal común), el potasio, el calcio, el magnesio, el yodo, el cromo, etc., que son fundamentales para nuestra salud.

Por último, los oligoelementos, que, como su nombre indica, los encontramos en cantidades muy pequeñas, son de vital importancia para la prevención de enfermedades y del envejecimiento prematuro. Como ejemplo, podemos nombrar los betacarotenos (antioxidantes), el silicio, el selenio, el zinc, los flavonoides, los taninos, etc.

De acuerdo con lo anterior, podemos considerar la nutrición como el conjunto de procesos biológicos mediante los cuales una persona ingiere, absorbe, transforma y utiliza las sustancias que se

TABLA III FUNCIONES BÁSICAS DE LA NUTRICIÓN

ENERGÉTICA	Mantenimiento de funciones vitales y actividad física
ESTRUCTURAL	Formación y reparación de estructuras corporales
METABÓLICA	Realización de las actividades bioquímicas del organismo
PROTECTORA	Disminución del riesgo de enfermar

encuentran en los alimentos para el correcto funcionamiento de su organismo; es decir, con los que obtiene lo necesario para mantenerse vivo y sano (tabla III).

Conforme a lo anterior, una nutrición adecuada debe cubrir cuatro aspectos primordiales:

a) Aportar energía para mantener las funciones vitales del cuerpo (respiración, latido cardíaco, tensión arterial, digestión, etc.) y para realizar cualquier actividad física o movimiento. Es lo que se llama «función energética».
b) Proporcionar materiales para la formación, el crecimiento y la reparación de las estructuras que forman el organismo (piel, músculos, huesos, órganos, etc.). Se conoce como «función estructural».
c) Suministrar las sustancias necesarias para regular todos los procesos químicos que se producen en el cuerpo (utilización de la glucosa o de la grasa, etc.); le corresponde a la «función metabólica».
d) Reducir el riesgo de padecer algunas enfermedades al mantener el equilibrio de los diferentes nutrientes (vitaminas, antioxidantes, etc.) Es lo que se conoce como «función protectora».

⟩ DIFERENCIAS EN LAS NECESIDADES DE ALIMENTACIÓN DE ACUERDO CON EL GÉNERO Y LA EDAD DE LAS PERSONAS

En lo relativo al género, es de todos conocido que cuando vamos a un restaurante nos sirven la misma cantidad de alimento tanto si somos hombres como mujeres, sin que importe la edad que tengamos. El tamaño de las raciones es estándar e igual para todos; esto hace que, si comemos mucho fuera de casa, las mujeres engordemos más, ya que nuestros requerimientos nutricionales son menores que los de los hombres, independientemente de la actividad física que realicemos.

Los hombres pueden comer más por dos razones primordiales: la primera, porque tienen más masa muscular que las mujeres y es en el músculo donde se queman las calorías, en las mitocondrias (las chimeneas corporales que producen calor), cuyo número está genéticamente determinado para cada fibra muscular, y de ellas depende el llamado «metabolismo basal». Se conoce como metabolismo basal la cantidad de calorías que necesita una persona para vivir y que es diferente en cada uno de nosotros; es decir, cada persona necesita un determinado número de calorías para que su corazón pueda latir, su presión arterial se mantenga, su riñón funcione, etc. Además, la cantidad de calorías que puede quemar cada persona durante un día es variable y depende sobre todo de la cantidad de fibras musculares que posea. Por ello, es muy importante mantener el músculo, ya que de este dependerá la cantidad de alimento que podamos comer sin engordar. Hay personas que engordan con mucha facilidad por tener un metabolismo basal muy bajo. En estos casos es primordial realizar actividad física o ejercicio que permita aumentar el músculo y tonificarlo, para lo cual se requiere, además, una adecuada ingesta de proteínas.

La segunda razón por la cual los hombres pueden comer más es porque tienen una hormona llamada «testosterona» que «quema grasa» es decir, es lipolítica, mientras que las mujeres tienen una hormona llamada «progesterona» que favorece el acúmulo de grasa, es decir, es lipogénica. Estas razones hay que tenerlas siempre en cuenta al elaborar los menús diarios y las dietas, ya que cuando hombres y mujeres comen las mismas cantidades, la mujer engorda y el hombre no. Solo en algunos establecimientos de restauración cuentan con medias raciones, opción que sería ideal incorporar siempre, de la misma manera que los menús infantiles.

Estas diferencias individuales deben tenerse en cuenta al elaborar una dieta, ya que dos personas con el mismo peso, estatura y edad pueden tener una composición corporal diferente, pues una tiene mayor proporción de músculo mientras que en la otra predomina la grasa, por lo cual estas dos personas tendrían un requerimiento nutricional diferente. Por ello, el peso o el IMC (índice de masa corporal) no es el mejor indicador de salud, como se explicará más adelante.

Con relación a la edad, la mayoría de las personas mantienen los hábitos alimentarios que aprendieron en la infancia y no modifican su alimentación a lo largo de la vida y de acuerdo con actividad física, como debería ser la norma. Sin embargo, las necesidades nutricionales varían: un bebé de 8 meses no puede comer lo mismo que un niño de 8 años ni este como un joven de 18, y así sucesivamente.

En la siguiente tabla se señala el nutriente o alimento que más debe predominar en cada etapa de la vida:

TABLA IV **ADECUACIÓN DE LA DIETA EN LAS ETAPAS DE LA VIDA**

BEBÉS	Leche
INFANCIA	Hidratos de carbono
ADOLESCENCIA	Grasas
ADULTOS	Dieta equilibrada
MAYORES	Proteínas
EMBARAZO/ LACTANCIA	Incremento de nutrientes y más vitaminas y minerales

Los bebés tienen un metabolismo muy activo, ya que todas sus células están multiplicándose porque están creciendo y aumentando de peso a una velocidad muy rápida: en tres meses duplican su peso del nacimiento alimentados solo a base de leche, que es el alimento más rico que hay en la naturaleza. Después van introduciéndose los demás alimentos hasta alcanzar una dieta equilibrada que debería incluir todos los nutrientes, aunque en diferentes proporciones.

En la infancia se necesita mayor aporte de hidratos de carbono, ya que los niños, además de contar con un metabolismo más rápido, tienen mayor actividad.

En la adolescencia y la juventud, el aporte de grasa debe ser algo mayor, porque se está produciendo una gran cantidad de hormonas, primordialmente sexuales, lo que trae aparejado un cambio en la forma y la composición corporal.

En la vida adulta, las proporciones del total de las calorías ingeridas en el día, de acuerdo con la Organización Mundial de la Salud, deben ser: 10-15 % de proteínas, grasa no más del 30-35 % y 50-55 % de hidratos de carbono. Sin embargo, estas proporciones no distinguen entre los tipos de proteínas o de grasas ni si los hidratos son simples o complejos o si tienen alto o bajo índice glucémico. Por ejemplo, no son iguales los carbohidratos de las patatas fritas, las galletas y el azúcar que los que vienen de las hortalizas, las frutas y las legumbres; tampoco son lo mismo las grasas saturadas y trans que están en los alimentos industrializados o precocinados que las grasas del pescado azul, los frutos secos, el aguacate o el aceite de oliva. Sería más saludable una dieta con solo el 25 % de hidratos de carbono en forma de vegetales y frutas que otra con un 60 % de hidratos, pero de cereales refinados y azúcares.

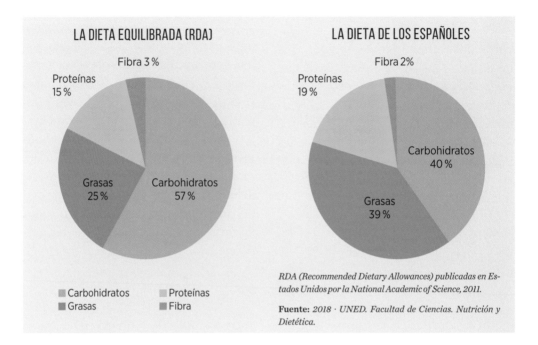

LA DIETA EQUILIBRADA (RDA)

Fibra 3 %
Proteínas 15 %
Grasas 25 %
Carbohidratos 57 %

■ Carbohidratos   ■ Proteínas
■ Grasas   ■ Fibra

LA DIETA DE LOS ESPAÑOLES

Fibra 2%
Proteínas 19 %
Carbohidratos 40 %
Grasas 39 %

RDA (Recommended Dietary Allowances) publicadas en Estados Unidos por la National Academic of Science, 2011.

Fuente: *2018 · UNED. Facultad de Ciencias. Nutrición y Dietética.*

En el caso de los mayores de 60 años, existe una tendencia natural a perder músculo y ganar grasa, por lo que las necesidades nutricionales varían y requieren una mayor cantidad de proteína para mantener su masa muscular y disminuir la cantidad de alimento y su contenido calórico, pues al bajar su masa muscular, se reduce el metabolismo basal. Esto es más evidente en mujeres a partir de la menopausia, cuando existe una tendencia mayor a acumular grasa en el abdomen.

Cabe señalar que existen dos momentos especiales en la vida de la mujer, que son el embarazo y la lactancia, donde las necesidades nutricionales cambian: desde la cantidad de calorías normales en el primer trimestre de la gestación, a un aumento ligero en el segundo, mayor en el tercer trimestre y aún mayor durante la lactancia. En estos momentos hay que cuidar con especial interés los micronutrientes, esenciales para el buen desarrollo del feto. Quizá el ejemplo más conocido es el del ácido fólico, cuya deficiencia se traduce en defectos en el niño como la espina bífida. Por ello, la nutrición en estos momentos adquiere una importancia vital.

Por otra parte, existen las llamadas «pirámides alimentarias», en las que las proporciones de alimentos se dan en raciones a lo largo del día y no en porcentajes. Con el paso de los años, las pirámides alimentarias oficiales han ido modificándose y evolucionando para poder adaptarse mejor a las necesidades actuales, la diversidad nutricional y a los nuevos avances científicos.

Conocemos numerosos ejemplos que se adaptan a cada país, dependiendo de los recursos nutricionales «autóctonos» y de los usos y costumbres culinarios. En España, la base de la alimentación es la dieta mediterránea, en teoría la mejor del mundo, y la pirámide oficial es la que recomienda la Sociedad Española de Nutrición Comunitaria (SENC). Figura 1, página 40.

El primer nivel de la pirámide está representado por harinas (como el pan o la pasta), cereales, legumbres y patatas; en el siguiente se encuentran las verduras, las hortalizas y las frutas, y el aceite de oliva; en el tercero, los lácteos, las carnes blancas (pollo, pavo, conejo), los pescados y los huevos, los frutos secos y las legumbres, y en el cuarto nivel figuran alimentos de consumo ocasional, opcional o moderado, como carnes rojas, alimentos procesados y embutidos,

grasas como la mantequilla, y la bollería en general. Esta pirámide no sugiere el consumo de bebidas alcohólicas, pero incluye las bebidas fermentadas como el vino y la cerveza de manera opcional y moderada para los adultos, y siempre acompañadas de comida. Además, aporta recomendaciones generales.

Otro ejemplo es la pirámide australiana, que incluye en el primer nivel las frutas, las verduras y las hortalizas en vez de los cereales y las harinas, aunque también incorpora el grupo de las legumbres. Además, figura una gran variedad de granos integrales y deja fuera de la pirámide harinas, cereales refinados y cereales de desayuno azucarados, sustituyendo así los cereales refinados por el equivalente integral. Esta pirámide coloca el aceite en la cúspide como única grasa saludable. Por otra parte, no se incluyen alimentos como embutidos y derivados, bollería, dulces, así como ninguna bebida alcohólica, ya que únicamente recomienda beber agua; cabe destacar que invita a usar especias y hierbas aromáticas para mejorar el sabor. Figura 2, página 41.

Sin embargo, puede que las pirámides no sean lo más adecuado para el día a día, ya que son difíciles de individualizar y su función es divulgativa. Además,

FIGURA 1

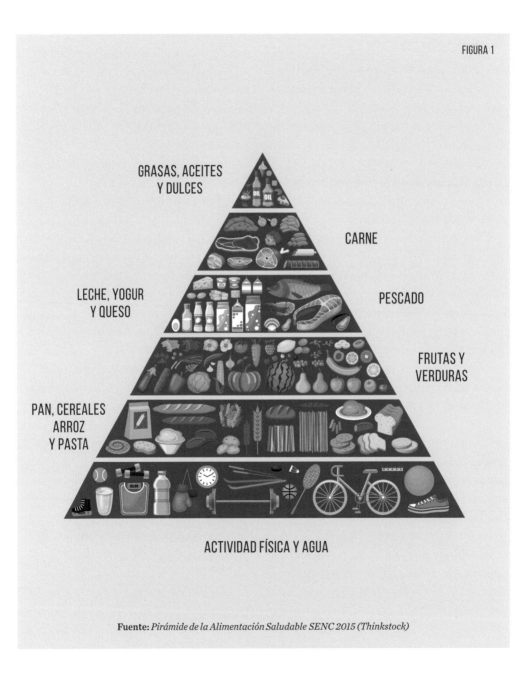

Fuente: *Pirámide de la Alimentación Saludable SENC 2015 (Thinkstock)*

FIGURA 2

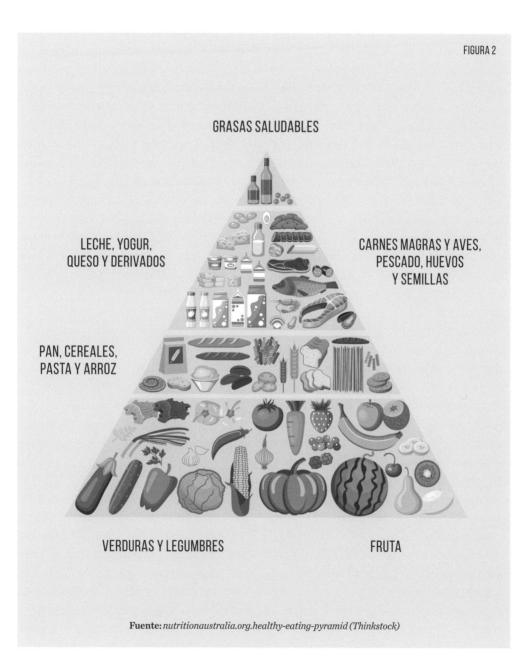

GRASAS SALUDABLES

LECHE, YOGUR,
QUESO Y DERIVADOS

CARNES MAGRAS Y AVES,
PESCADO, HUEVOS
Y SEMILLAS

PAN, CEREALES,
PASTA Y ARROZ

VERDURAS Y LEGUMBRES

FRUTA

Fuente: *nutritionaustralia.org.healthy-eating-pyramid (Thinkstock)*

muchas personas no tienen claros los diferentes grupos de alimentos. También se han utilizado círculos en vez de pirámides, que se asemejan a un plato, para recomendar las diferentes proporciones y cantidades de los diversos alimentos. Por ejemplo, el propuesto por la Escuela de Salud Pública de Harvard, donde la mitad del plato corresponde a frutas y verduras, un cuarto a granos de preferencia integrales y el cuarto restante a la proteína, y reserva una pequeña cantidad a aceites vegetales y opta por bebidas sin calorías. Figura 3, en la página siguiente.

No obstante, las proporciones que presenta son iguales para toda la población y esto es quizá lo que disminuye su utilidad, ya que no existen diferencias en las proporciones ni en los tamaños de las raciones según el sexo y la edad, lo que permitiría comer de manera más adecuada según las necesidades individuales. Por ello, lo mejor es personalizar la dieta de acuerdo con la edad, las condiciones y la actividad física de cada persona.

Actualmente comemos muchos hidratos no porque lo diga la pirámide, sino porque estos y las grasas son mucho más apetecibles que las proteínas o los vegetales y porque asociamos el desayuno a los cereales, la paella a los domingos, el pan blanco a todas las comidas, etc. Son hábitos inducidos más por la publicidad de la industria alimentaria que por el conocimiento de la nutrición. Por otra parte, el gran aumento de la obesidad en el mundo y particularmente de la obesidad infantil en España nos está señalando que las proporciones y la cantidad de alimento que ingerimos no son las correctas. Ya lo indicaremos más adelante cuando hablemos específicamente de la obesidad, pero hay que recalcar que el mayor conocimiento de la nutrición siempre redundará en una mayor calidad de vida.

No todos podemos comer igual ni una misma persona debe comer igual a lo largo de su vida: no tenemos las mismas necesidades a los 8 meses que a los 18 o a los 60 años, ni tampoco si se hace o no ejercicio.

Por último, cada vez gastamos menos calorías, pues no solo nos movemos menos, sino que no pasamos ni frío ni calor (el mantenimiento de la temperatura corporal gasta calorías) y la digestión de los alimentos muy procesados también supone un gasto inferior (efecto termogénico del alimento). Por tanto, no se

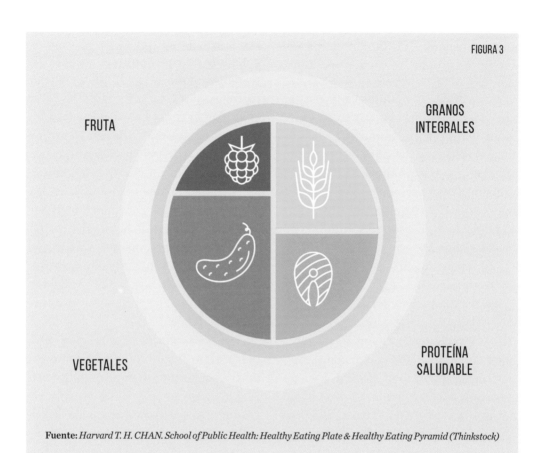

Fuente: *Harvard T. H. CHAN. School of Public Health: Healthy Eating Plate & Healthy Eating Pyramid (Thinkstock)*

puede comer igual si se realiza actividad física o ejercicio que cuando se es mayoritariamente sedentario.

Estudios científicos demuestran que una dieta con mayor cantidad de proteínas, como la dieta nórdica, mantiene mejor el peso a largo plazo. Por otro lado, aumentar un poco más la proteína disminuye la pérdida de músculo y la ganancia de grasa abdominal que se produce con la edad (lo que se conoce como «obesidad sarcopénica»: abdomen globoso y piernas y brazos muy delgados), y se disminuye el riesgo cardiovascular asociado. Por eso es importante adecuar la dieta a las condiciones de edad, sexo y actividad de cada persona, algo que casi nunca se hace.

) ¿QUÉ ES UNA DIETA?

Según la SENC es el conjunto de normas que establecen las proporciones entre los diversos tipos de alimentos y la cantidad de cada uno de ellos, así como las bebidas que se le proporcionan a un organismo, en un periodo de 24 horas, sin importar si cubre o no sus necesidades de nutrición y que, además, cumplen un fin determinado.

Teniendo esto en cuenta, se elaboran diferentes tipos de dieta:

La dieta básica debería ser una dieta equilibrada que aporte todos los nutrientes en las proporciones adecuadas a nuestras características personales (género, edad, actividad física, etc.), como se mencionó anteriormente, y que en teoría nos ayuda a mantener el peso. En España se utiliza la dieta mediterránea, cuya base está compuesta por cereales y harinas, hortalizas, verduras, frutas y legumbres, pescado y lácteos, siendo el aceite de oliva la principal fuente de grasa.

Sin embargo, de la teoría a la práctica hay mucha diferencia, ya que el aceite se usa de una manera muy generosa y, sin embargo, se ha disminuido el consumo de vegetales y legumbres para favorecer el de alimentos procesados y cereales refinados. Asimismo, se ha preferido el consumo de carne sobre el de pescado, principalmente el azul, que es el más recomendado. Por tal razón, hay muchas personas con exceso de peso, sobre todo niños, que en teoría siguen la dieta mediterránea, pero sin cuidar ni las proporciones ni las calorías que ingieren.

Otro tipo de dietas son: para adelgazar, para engordar, para controlar diversas enfermedades (diabetes, gastritis, colitis, enfermedades renales o del corazón, cáncer, cándida, etc.). En este caso es el médico especialista quien debe mandarlas y determinar las variantes específicas para cada paciente.

Las más comunes y que aparecen a diario en los medios de divulgación son las utilizadas para perder peso. En este renglón hay muchos tipos, las más corrientes son las hipocalóricas, de las que existen numerosos subtipos o variedades, según la planificación del menú diario. Son las que usan más frecuentemente los dietistas, nutricionistas o médicos generales, cardiólogos, etc., cuya base es la dieta mediterránea, pero su planteamiento es la cuenta de calorías. Las hay de 1.200, 1.500, 1.750, 2.000, etc. Se estructuran en cuatro o cinco comidas al día, con menús fijos. Son las llamadas «dietas del cajón», puesto que son iguales para todas las personas sin tener en cuenta las características individuales, el peso que se debe perder o las preferencias alimentarias personales.

Otro tipo de dieta hipocalórica, más útil y más fácil de seguir, es el que se establece con menús variables basados en el número de raciones de cada grupo de alimentos al día y en los intercambios de estas raciones. Más adelante hablaremos detalladamente de las dietas para perder peso y señalaremos ejemplos de algunas de ellas.

Además, como el problema del exceso de peso es tan común, se han popularizado otro tipo de dietas, muchas de ellas poco saludables, basadas en la exclusión de algún alimento o, por el contrario, en el exceso de alguno de ellos o en no mezclar diversos tipos de alimentos. En general prometen una rápida pérdida de peso, pero habitualmente no se pierde grasa, sino agua y músculo, lo cual hace que baje el metabolismo basal y se recupere el peso perdido rápidamente o incluso se gane más, lo conocido como «efecto rebote». Estas dietas también se conocen como «dietas milagro».

Más adelante, en el capítulo correspondiente, analizaremos los tipos de dietas que son efectivas y seguras para adelgazar.

RECUERDA: No todo el mundo está capacitado para indicar dietas especiales y no es conveniente seguir las dietas que se popularizan en los medios de divulgación sin conocer antes las necesidades individuales de cada persona. Por ello, debemos recurrir siempre a un especialista en la materia con amplios conocimientos sobre el tema.

CONSEJO

- Procura comer acorde con tu edad y sexo. Si haces ejercicio, puedes comer más, primordialmente hidratos, que si no lo haces. Si mantienes una dieta equilibrada estarás más saludable.

¿POR QUÉ Y PARA QUÉ COMEMOS?

Estas preguntas tienen una respuesta rápida y casi unánime: comemos porque tenemos hambre; comemos para vivir. Pero esto no es siempre así. Vamos a ver qué otras motivaciones nos impulsan a comer.

) HAMBRE

La mayoría de las veces, cuando comemos, no pensamos en la nutrición, sino generalmente en saciar nuestro exigente apetito. Sí, porque además del hambre que se produce cuando los niveles de azúcar bajan en la sangre o en el interior de nuestras células, nuestro cerebro muestra una mayor exigencia por los alimentos sabrosos y apetitosos a la vista o por la estimulación con ciertos olores.

Esta preferencia por determinados alimentos se llama «apetito». También le han llamado «hambre emocional». El hambre real nos la podemos quitar casi con cualquier alimento; el apetito no. El apetito es mucho más selectivo:

por ejemplo, deseamos algo dulce o, por el contrario, salado, pero no cualquier cosa, sino un alimento en particular, como el chocolate o una galleta, y muchas veces, si no podemos obtenerlo, nos crea ansiedad.

_____

No es lo mismo hambre que apetito: el hambre es necesidad, el apetito es deseo. Nuestro cerebro muestra una mayor predisposición por los alimentos más apetecibles a la vista y al olfato.

_____

También podemos sentir hambre en el estómago, que incluso puede llegar a ser dolorosa. Esto sucede generalmente cuando llevamos muchas horas sin comer o cuando, por haber comido mucho o ciertos alimentos (ácidos, picantes, etc.), o bien al tomar algunos medicamentos, tenemos irritado el estómago o más sensible, o sentimos acidez. En este caso preferimos los alimentos neutros (dieta blanda) que disminuyan esas molestias. Para que esto no ocurra, debemos comer con frecuencia alimentos de bajas calorías y en poca cantidad, como tortitas de maíz, que toleramos muy bien, calman el hambre y ayudan a sentir saciedad.

> **RECUERDA:** Hay que comer para no tener hambre y no tener hambre para comer, por lo que no debemos pasar más de tres horas sin tomar alimento, lo que hasta ahora no es una costumbre habitual en España, pues en general nos han dicho que no debemos comer entre horas, y a veces ni siquiera desayunamos y pasamos sin probar bocado hasta la hora de la comida.

) RECOMPENSA

Muchas veces comemos sin hambre, solo por placer, y entonces buscamos determinados alimentos o bebidas que nos produzcan una sensación de bienestar, como sería el caso del chocolate, los dulces o el alcohol, ya que el azúcar, al igual que el alcohol, es uno de los alimentos que mayor placer producen, tanto en el paladar, por su sabor, como en el cerebro, por las sustancias químicas que en él se liberan. Desde niños hemos recibido chuches como premio y así ha crecido la necesidad de recompensa por ese alimento, lo que implica que se desarrolle una verdadera adicción por el dulce. Esto, sin duda, favorece el sobrepeso y la obesidad, además de la diabetes.

Somos capaces de reconocer cinco sabores primarios: dulce, salado, ácido o agrio, amargo y umami. Este último es el más difícil de describir, pues lo produce una sustancia llamada «L-glutamina», que se encuentra de forma natural en muchos alimentos, como las setas, las algas, la salsa de soja, el jamón curado o serrano, el queso y los tomates, entre otros. La palabra *umami* proviene del japonés y significa «sabroso». Aunque no sepamos de este sabor, intuitivamente lo hemos usado al mezclar tomate con queso o al enriquecer el caldo con huesos o puntas de jamón con el fin de potenciar los sabores de cada ingrediente y obtener ese sabor umami. Con posterioridad, la industria alimentaria lo ha sintetizado como potenciador de sabor en forma de glutamato monosódico (que se añade a muchos alimentos procesados). Por las reacciones químicas que produce, se considera adictivo, ya que induce el apetito y una conducta repetitiva, es decir, nos engancha a seguir comiendo lo mismo sin parar (Doritos, patatas fritas, etc.).

Desde niños nos hacemos adictos al azúcar y se ha convertido en un dulce veneno que debemos eliminar.

Por lo general, cuando volvemos a casa después de trabajar o estudiar, pensamos en comer, porque casi siempre llegamos hambrientos y cansados, y necesitamos un premio por el esfuerzo que hemos hecho, y ese premio es la comida. Si el día ha sido complicado, comemos, y si ha ido bien, también comemos. Esto explica el picoteo que con frecuencia hacemos en la tarde-noche. Hemos aprendido este comportamiento desde niños, cuando se nos ha premiado con comida, primordialmente con dulces, así que los adultos también nos premiamos con una buena comida o un vino exquisito. No es de extrañar, pues, que el placer de una buena mesa se considere tan satisfactorio como el mejor regalo.

CONSEJO

- Busca otra recompensa que no sea la comida. Debemos modificar ese hábito y estimular otras vías de placer, como el olfato o el tacto. Las velas olorosas o las varitas de incienso suelen ayudar a disminuir ese apetito; también podemos darnos una ducha con sales de baño o bien un masaje en las sienes, el cuello o los brazos con aceites perfumados.

- En vez de comer pan con fiambre, que es lo más socorrido, busquemos comida con menos calorías para saciar nuestro apetito: pepinos, pepinillos en vinagre, aceitunas, tortitas de maíz, etc., que nos quitan esa ansiedad.

Este comportamiento tiene, además, una base biológica clara: en el centro de nuestro cerebro hay una región que se llama «hipotálamo», donde están los centros que controlan todas nuestras funciones vitales como la respiración, la temperatura, el latido cardíaco, etc. Ahí se encuentran dos centros relacionados con la alimentación: uno es el centro del hambre y la saciedad, comentado anteriormente, y el otro es el centro de la comida por recompensa.

El hipotálamo está presente en todos los mamíferos y es lo que ha hecho posible que el ser humano adiestre o dome a los animales a través del método del premio, pues se premia la conducta con alimento. Esto mismo hacemos los padres con nuestros hijos, pero el alimento que más se utiliza, como mencionamos antes, es el azúcar, del que hablaremos en detalle más adelante y que fomenta una verdadera y peligrosa adicción en el adulto y, como ya dijimos, es la base de muchos problemas del metabolismo como la diabetes y la obesidad. Procura evitarlo siempre en cualquiera de sus presentaciones: refinado, moreno, miel, sirope de agave o de arce, panela, etc., y trata de no premiar a tus hijos con chuches. En su lugar podemos darles fruta, que es dulce pero más sana, frutos secos, palomitas de maíz o tortitas de cereales que no lleven azúcar.

El azúcar no está solamente en los dulces, sino también en muchos alimentos, sobre todo los procesados. Evítalos y lee las etiquetas de los productos que compres.

⟩ COSTUMBRE

Muchas veces nos llevamos comida a la boca sin apenas darnos cuenta. Es un hábito que hemos adquirido sin proponérnoslo. Pasamos por el comedor y cogemos un puñado de frutos secos, entramos al despacho del jefe y tomamos un caramelo de encima de la mesa o vamos a la cocina y, de paso, le damos un mordisco a una fruta o a una galleta, o directamente abrimos la nevera y sacamos un tozo de queso o embutido. Luego, cuando hemos comido, nos preguntamos: ¿por qué lo he hecho, si no tenía hambre?

En estos casos no tenemos consciencia de que comemos porque estamos en «automático», es decir, el inconsciente toma las riendas de nuestra conducta y no pensamos lo que hacemos, porque en general nuestra vida está regida por el inconsciente. Por ejemplo, cuando aprendemos a conducir, estamos a cada momento pendientes del embrague, el freno, la señal de stop, etc., pero al poco tiempo conducimos de forma automática y vamos pensando en mil y una cosas y no en las señales de tráfico o las velocidades del coche; sin embargo, lo hacemos bien, llegamos al sitio deseado, a veces sin saber cómo. También nos ocurre al vestirnos por la mañana: inconscientemente cogemos la ropa interior o los zapatos sin pararnos a pensar qué debemos ponernos y seguimos adelante; nunca se nos olvidan las cosas que consideramos importantes, a pesar de no pensar en ellas.

Cuando comemos debemos ser conscientes de que lo hacemos, pues a veces comer es una acción inconsciente.

Por otra parte, se nos ha inculcado desde pequeños que no debemos dejar nada en el plato. Sin pensar si nos apetece o no, seguimos con la misma conducta aprendida y, sin darnos cuenta, nos terminamos todo lo que se nos sirve.

Por último, hay que mencionar que algunos autores señalan el hambre intelectual como aquella que proviene de la mente: es decir, de una idea preconcebida que maneja nuestra conducta a nivel inconsciente. Por ejemplo, si estoy en un buen restaurante, cómo no voy a probar el plato de la casa o a comer el postre, o si estoy en casa, cómo no probar los bombones que le regalaron a mi hermana, etc. El inconsciente actúa cuando nos fabricamos alguna historia en la

cabeza y terminamos comiendo sin saber por qué. Debemos ser conscientes de qué comemos y por qué, de cuánto comemos y cuándo; es decir, debemos frenar las conductas automáticas que solo pueden llevarnos a comer compulsivamente y a enfermar.

RECUERDA: Intenta comer despacio, masticando y saboreando lo que comes, y evita las distracciones, como la televisión, pues nos hacen comer más.

) CELEBRACIONES

Desde tiempos inmemoriales, todas las celebraciones se hacen alrededor de una mesa con comida y bebida, lo que tiene dos orígenes: uno cultural y otro biológico.

Origen cultural

Hemos aprendido que el afecto se demuestra a través de la comida, comenzando con la madre que da el pecho porque «ama a sus hijos» y cocina procurando una alimentación sabrosa; continuando con el padre, quien provee los alimentos «porque ama a su familia» y finalizando con los abuelos, quienes cuanta más comida ofrecen, más quieren a la familia.

Y así hemos heredado estas costumbres y, cuando la familia se reúne los domingos en casa o en determinadas fechas como aniversarios o Navidades, la comida sobreabunda.

También otros tipos de afectos se demuestran a través de la comida: en vez de decirle a un amigo cuánto lo apreciamos, le regalamos bombones o dulces o lo invitamos a comer o cenar. Los negocios también se cierran en torno a una buena mesa, y la mejor forma de demostrarle amor a nuestra pareja es invitándola a un buen restaurante y a disfrutar juntos de una copiosa comida.

Ciertas ocasiones, como las bodas, bautizos y comuniones, se festejan con grandes comilonas donde hay comida en exceso como sinónimo de abundancia, de amor y felicidad. También la hospitalidad se demuestra procurando dar alimento a quien visita nuestro hogar.

Estos hábitos alimentarios los aprendemos en nuestra casa y son culturalmente aceptados. Así, multitud de situaciones se resumen en amor = comida.

> **CONSEJO**
>
> • Aprende a decir «te quiero» y verbaliza tus sentimientos para no tener la necesidad de demostrarlos con comida. Las palabras y las flores también tienen mucho significado afectivo, por lo que no es necesaria la abundancia de comida para demostrar los afectos.

■ Origen biológico

Está determinado por un gen ancestral que se encuentra también en el hipotálamo y que, además de regular las funciones básicas del hambre y la saciedad, produce un impulso para preferir alimentos altos en calorías como las grasas y los azúcares: bollería industrial o pastelería, incluyendo los helados o los alimentos fritos o rebozados, entre otros. Esto ocurre porque los alimentos que tienen más calorías permitieron sobrevivir a nuestros antepasados cuando había escasez de alimentos o épocas de verdadera hambruna.

Esta capacidad ha servido para preservar a la raza humana del hambre, como explicaremos más adelante, pero esta tendencia a comer alimentos muy calóricos favorece el sobrepeso y la obesidad.

) MAL MANEJO DE LAS EMOCIONES

Por supuesto, hay otros factores que influyen en nuestra conducta alimentaria. En primer lugar, las emociones, puesto que la comida es una recompensa, como se mencionó anteriormente. Pero no solo la recompensa «que toca» por nuestro trabajo diario y que apetece más en la tarde-noche, al llegar a casa, sino también por el mal manejo de otras emociones como la frustración, la rabia, el temor o el estrés, entre otras. Por ejemplo, si estamos tristes, comemos; si estamos enfadados, comemos; si estamos felices, también comemos. Si hemos tenido un mal día, nos consolamos con comida, pero si hemos tenido un día fantástico, lo celebramos con comida. Por ello, si no controlamos nuestras emociones y dejamos que nuestros diferentes estados de ánimo nos manejen, acabaremos comiendo de más.

> El aburrimiento es la principal causa de que comamos en exceso.

Pero quizá la más peligrosa de las emociones sea la ansiedad, que, en realidad, muchas veces no es otra cosa que aburrimiento. Ocurre con mayor frecuencia en las mujeres: cuando estamos en casa, damos mil vueltas en la cocina y atacamos el frigorífico; de hecho, si estamos trabajando o en la calle entretenidas, tenemos menos ganas de comer, pero al llegar a casa necesitamos la recompensa y luego continuamos el picoteo, solo por aburrimiento.

> Nuestro organismo interpreta el estrés como hambre.

Por otra parte, la ansiedad se confunde con el hambre, ya que acostumbramos a pasar muchas horas sin ingerir ningún alimento y llegamos a casa con ganas de devorar lo que sea, pensando que es ansiedad por la comida, cuando lo que tenemos en realidad es hambre. Por eso es importante reconocer de qué se trata cuando tenemos una mala relación con la comida y picoteamos lo que no debemos, comemos más cantidad de la necesaria o abusamos de alimentos sabrosos que no suelen ser nutritivos.

En segundo lugar, las circunstancias propias de la vida, como la pérdida de un ser querido, el fin de una relación de pareja o el enfado con un amigo o familiar, pero, sobre todo, el estrés laboral y familiar es lo que nos hace comer de más. Y esto también tiene una base biológica, ya que durante muchos siglos la humanidad solo se estresaba cuando no había comida, por ejemplo, en el caso de sequía o inundación, o porque no se podía cazar, etc. Entonces, nuestro organismo interpreta el estrés como hambre y nos hace comer más, fabricando grasa como reserva de energía para cuando no haya comida, lo que se entiende como un mecanismo de supervivencia.

Debemos aprender a reconocer nuestros estados de ánimo. Identifica la emoción que ocasionó tu necesidad de comer en cada momento: enfado, tristeza, alegría, frustración, etc., y diferencia el hambre del aburrimiento o del estrés.

CONSEJO

- Procura no estresarte, ya que el estrés favorecerá que engordes. Trata de respirar profundamente, beber agua siempre que te angusties, moverte y buscar alguna distracción. También te ayudará meditar y practicar el *mindfulness*.

) PRESIÓN SOCIAL

Como mencionamos anteriormente, la comida tiene muchos significados: afectivos, emocionales y sociales, además de su función nutricional. Y esos significados son los que hacen que el entorno ejerza presión sobre nosotros, forzándonos a comer más de lo que necesitamos o incluso más de lo que deseamos. Cuántas veces hemos decidido ponernos a régimen o simplemente compensar comiendo en determinado momento solo una comida ligera y nos hemos visto presionados a comer más por nuestros propios amigos o familiares, que insisten en que «por un día no pasa nada», «un día es un día», «pero te lo he preparado yo con todo mi cariño», «si es lo más te gusta», y así muchas frases de este tipo que nos incitan a comer o a beber: «bebe, no voy a beber solo» o «mejor una botella que tomar solo una copa». En fin... mil y un comentarios que seguro que os harán recordar situaciones familiares.

Esta presión se ve aumentada en el trabajo, cuando hay que comer y beber con clientes o con los jefes, ya que muchos negocios se cierran ante una buena mesa.

En definitiva, debemos diferenciar el hambre verdadera (biológica) del apetito (comida por recompensa) o del mal manejo de nuestras emociones (comida por ansiedad) y no dejar que el inconsciente tome el mando sobre qué y cuánto comer, ya que podría responder a situaciones no reales (hambre mental).

RECUERDA: La decisión de qué, cuánto, cómo y dónde comer es solo tuya, no importa lo que coman o beban los demás; no dejes que te influyan o decidan por ti. Puedes disfrutar de la compañía de tu familia y de tus amigos sin necesidad de comer y, si debes hacerlo, que sea sin excesos.

) SACIEDAD

Por otra parte, en nuestro cuerpo existen ciertos mecanismos que nos dicen cuándo dejar de comer; a esto le llamamos «saciedad». Existen dos tipos de saciedad:

La saciedad mecánica, que se produce en el estómago: cuando este se dilata, se produce una sustancia que va al cerebro, la obestatina, que le dice que ya está lleno. Lo que más dilata el estómago son las verduras y las hortalizas, por eso comer un primer plato de ensalada nos ayuda a tener más saciedad.

Comer muy rápido impide la saciedad química cerebral.

Cuando comemos muy rápido, se produce una gran dilatación y al estómago no le da tiempo de fabricar esta sustancia saciante, sino que produce otra, la ghrelina, que vacía rápidamente el estómago y provoca que, en cuanto esto ocurre, se vuelva a tener hambre. Por otra parte, esta sustancia estimula el hambre, por lo que comer muy rápido nos hace engordar por dos caminos diferentes: tenemos menos saciedad y más hambre. Por eso es muy importante tomarse el tiempo necesario para comer y hacerlo despacio.

Las proteínas del desayuno quitan el hambre de la tarde-noche.

La saciedad cerebral se produce cuando nuestro cerebro se da cuenta de que ya comimos lo necesario y nos dice que debemos parar de hacerlo. Se obtiene tanto por las sustancias que produce el estómago al llenarse como por determinados alimentos. No todos los alimentos producen saciedad en la misma medida. De hecho, los hidratos de carbono necesitan insulina para metabolizarse y esta hormona provoca hambre, por lo que comer solo hidratos es contraproducente, pues al final tenemos más hambre. Por otra parte, lo que más saciedad nos da es la proteína; por ello es de gran importancia incluirlas en el desayuno, porque disminuirán el hambre de la tarde-noche la quitan las proteínas del desayuno. El alimento que produce mayor saciedad es el huevo, pues tiene las proteínas de mejor calidad. Por eso, en la mayoría de los países desarrollados o en vías de desarrollo, lo que más se desayuna son huevos. En otros países se comen salchichas, arenques o salmón; lo importante es tomar un buen desayuno, que favorecerá una buena nutrición. Otras proteínas que podemos desayunar son el jamón serrano, el pavo, el jamón york, etc.

CONSEJO

- Desayuna proteínas para no tener hambre en la tarde-noche, ya que la saciedad química se inicia una media hora después del desayuno y permanece hasta 12 horas. Asimismo, un primer plato de verdura o ensalada en la comida o la cena te ayudará a alcanzar antes la saciedad, y comer despacio te permitirá tener menos hambre cuando el estómago se vacíe.

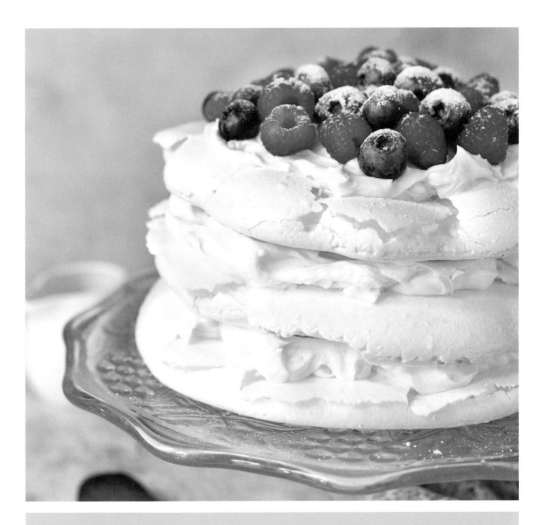

La tarta es lo que mejor define nuestra relación con la comida. No hay celebración si no hay una tarta, y es imposible resistirse a comer al menos un trozo. La vemos siempre como un premio, por lo que, muchas veces cuando tenemos ansiedad, recurrimos al dulce, sobre todo en la tarde-noche al llegar a casa de trabajar, pues merecemos una recompensa. Recordad que el azúcar es adictivo y mientras más comamos, más querremos.

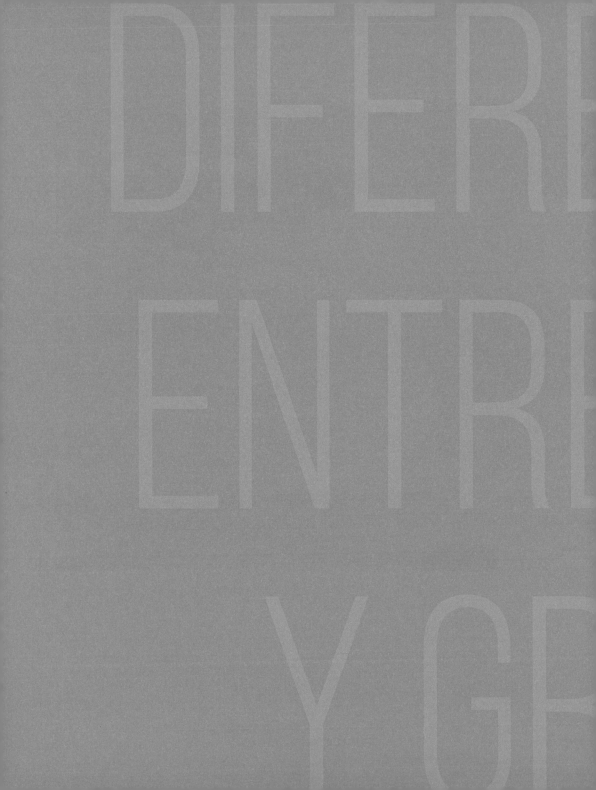

DIFERENCIAS ENTRE PESO Y GRASA

) ¿ES IGUAL ENGORDAR QUE GANAR PESO?

La mayoría de las personas piensa que sí, que son términos intercambiables o sinónimos: decimos que hemos engordado porque hemos aumentado algunos kilos de peso y, si queremos adelgazar, decimos que nos gustaría perder 5, 10 o más kilos; sin embargo, lo que en realidad queremos es perder volumen, que nuestra ropa nos quede bien o tener la talla que usábamos hace unos meses o años.

El peso está dado por la suma de todos los componentes del cuerpo, cada uno de los cuales tiene un peso específico y un volumen determinado. El peso puede aumentar o disminuir sin que esto implique que hayas engordado o adelgazado si se produce por aumento o disminución de agua o músculo, que pesan más. Por su parte, el volumen está dado primordialmente por la grasa, que pesa menos, pero ocupa más lugar. Si subes 2 kilos de agua o músculo, no lo notarás en la ropa, pero si son 2 kilos de grasa, entonces sí.

Lo que significa engordar o adelgazar es un aumento o disminución del volumen corporal: más grueso o más delgado; el peso, sin embargo, tiene que ver con la fuerza de la gravedad: más pesado o más ligero.

No es lo mismo peso que grasa.

El peso es la suma del peso de los distintos componentes de nuestro organismo; es como el peso de una maleta, que está condicionado por los diversos elementos que contiene, y no pesan lo mismo unas botas que una camiseta. Así, en nuestro cuerpo no pesan lo mismo el músculo que el hueso o la grasa, y es la grasa la que pesa menos, la que ocupa más volumen. Por eso engordar significa aumentar volumen por aumento de la grasa.

No obstante, el uso y la costumbre han hecho que utilicemos la báscula como el instrumento ideal para medir nuestro estado de salud, y si estamos pasados de peso suponemos que estamos gordos y, por lo tanto, no saludables. Esto puede ser cierto para las personas de mediana edad y que no practican deporte, debido a que el agua y el músculo son más pesados que la grasa. Por lo tanto, un deportista pesará más, aunque esté delgado, que una persona que tenga poco músculo y mucha grasa. Además, el peso es una característica que tiende a mantenerse constante a lo largo de la vida, aunque con la edad la tendencia natural es perder músculo y ganar grasa. Por ello vemos a las personas mayores caminado despacio, con los brazos y las piernas muy delgados, y el abdomen globoso y prominente.

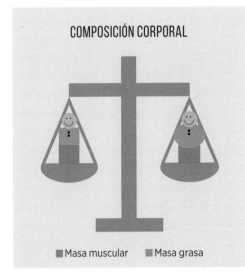

COMPOSICIÓN CORPORAL

■ Masa muscular ■ Masa grasa

En este esquema se muestran dos personas que pesan y miden lo mismo; sin embargo, una está delgada porque tiene mucho músculo y poca grasa mientras la otra está gruesa porque tiene mucha grasa y poco músculo.

Por otra parte, la báscula que tenemos en casa proviene de un instrumento de medición muy antiguo, poco preciso y poco exacto; es decir, muy variable. Ya unos cinco mil años antes de Cristo los egipcios y babilonios disponían de un instrumento rudimentario que servía para conocer el peso aproximado de los alimentos que vendían. La balanza como tal la usaban los romanos y, a pesar de que la ciencia y la tecnología han avanzado mucho, seguimos empleándola mayoritariamente, aunque esté totalmente obsoleta, ya que como mencionamos antes de ninguna manera el peso es importante para la salud, sino el porcentaje de grasa.

La báscula no es un instrumento de precisión.

Además, las básculas que solemos tener en casa no son de uso médico, por lo que las cifras que marcan son aproximadas y variables: al mover la báscula de sitio o al subirnos varias veces seguidas, el resultado es diferente, por lo que debemos preguntarnos: ¿es fiable la báscula? Por si fuera poco, tampoco tiene en cuenta que, conforme avanza el día, aumenta nuestro peso por el propio metabolismo: al levantarnos todos pesamos menos que al acostarnos.

RECUERDA: No debes pesarte todos los días o a todas horas, ya que te confundirán las variaciones sin sentido. La grasa pesa menos que el músculo o el agua, pero ocupa más volumen. Es mucho mejor comprobar cómo te queda la ropa o medirte la cintura para saber si estás sano y te mantienes en buen estado físico.

Como hemos dicho, el peso es una de las características que el cuerpo humano tiende a mantener constante, por lo que a veces notamos que pesamos igual, pero aumentamos de volumen, es decir, engordamos porque el organismo cambia músculo por grasa. Otras veces estamos muy contentos porque bajamos peso, pero en realidad lo que perdemos es agua o músculo, aunque mantenemos el mismo volumen. De ahí la importancia de no ponernos como meta saludable un peso, sino un contenido de grasa que se traduce en centímetros (volumen).

Otra costumbre es que, como nos sentimos incómodos con el exceso de grasa, pensamos que estamos hinchados o que retenemos líquidos. Muchos pacientes llegan diciendo que pesan más porque retienen agua. Esto lo puso de moda un centro de control de peso con el fin de vender sus productos (diuréticos y laxantes) y, efectivamente, al tomarlos se baja de peso, pero no de volumen, por lo que el objetivo de salud en vez de alcanzarse se vuelve más lejano, ya que se pierden agua y sales. Hay personas que incluso están obsesionadas con el peso y evitan comer o beber, o procuran ir al baño antes de pesarse para pesar menos. Sin embargo, este peso no es real, ya que en cuanto comen o beben recuperan lo perdido.

En ocasiones,
el no comer engorda.

Además, hay dietas que son muy estrictas o en las que se pasa hambre y, aunque se pierde peso, se pierde más masa muscular que grasa. También cuando pasamos muchas horas sin comer o ayunamos por determinadas circunstancias (enfermedad, cirugía, etc.) perdemos peso, pero a expensas del músculo, porque el cuerpo toma del propio músculo las proteínas necesarias para el metabolismo, mientras fabrica grasa como mecanismo de supervivencia (ahorro) ante el hambre. Otra vez cambia músculo por grasa, haciéndonos perder peso, pero aumentando nuestro volumen; es decir, pesamos menos, pero engordamos.

CONSEJO

- Hay que comer para no tener hambre y no tener hambre para comer, ya que el hambre induce a nuestro cuerpo a formar grasa y activa mecanismos de ahorro de energía en nuestro organismo, que transforma músculo en grasa.

Por otra parte, cuando vamos a comprar ropa, la dependienta no nos pregunta cuánto pesamos, sino qué talla usamos, y las tallas se corresponden a centímetros. La ropa no está organizada por el peso, para personas de 70 kg o de 75 kg, sino por tallas: 44, 46, etc., ya que, para vernos y sentirnos bien, es más importante el volumen (contorno) que el peso. Cuando la ropa ya no nos sienta bien es porque hemos engordado o adelgazado, aunque el peso no se haya modificado.

) VALOR DEL ÍNDICE DE MASA CORPORAL (IMC)

De acuerdo con la Organización Mundial de la Salud, «el índice de masa corporal (IMC) es un indicador simple de la relación entre el peso y la estatura (talla), en los adultos. Se calcula dividiendo el peso de una persona en kilos por el cuadrado de su estatura en metros (kg/m^2)».

Este indicador se ha usado ampliamente para intentar valorar, con mayor precisión, el sobrepeso y la obesidad o el bajo peso como signos de enfermedad. Sin embargo, no distingue entre el peso del músculo y de la grasa, por lo que no es aplicable a las personas con alta musculación o a las mayores, que tienen naturalmente menos masa muscular. Por ejemplo, un deportista puede clasificarse como con sobrepeso u obesidad y lo que realmente tiene es mucho músculo y poca grasa; por el contrario, una persona delgada pero bien nutrida puede entrar en los parámetros del bajo peso. Tampoco es válido en personas con acúmulo de agua en diferentes regiones del organismo (causado por enfermedades del riñón o del hígado) y en casos de hinchazón de las piernas por problemas del corazón o de circulación.

TABLA V CLASIFICACIÓN DEL IMC

INSUFICIENCIA PONDERAL	< 18.5
INTERVALO NORMAL	18.5 - 24.9
SOBREPESO	> 25.0
PREOBESIDAD	25.0 - 29.9
OBESIDAD	≥ **30.0**
OBESIDAD DE CLASE I	**30.0 - 34.9**
OBESIDAD DE CLASE II	**35.0 - 39.9**
OBESIDAD DE CLASE III	≥ **40.0**

Fuente: *Boletín de la Organización Mundial de la Salud 200*

Por ello, aunque su uso es aún universal, los nuevos conocimientos en medicina hacen que el índice de masa corporal se esté sustituyendo por el porcentaje de grasa, relacionando así los dos principales tejidos que forman nuestro cuerpo y que son los que varían: músculo y grasa. Debemos recordar que el porcentaje de agua va en paralelo a la cantidad de músculo, que es donde primordialmente se guarda, ya que la grasa no contiene agua. Por otro lado, la masa ósea, es decir, nuestros huesos, pesa muy poco y prácticamente no se modifica con los cambios de grasa o músculo. Lo mismo sucede con el peso de nuestros órganos o de la sangre, que contribuye de una manera constante en el peso.

Debemos señalar que para en el caso de los niños no se debe usar el IMC, sino los percentiles para cada edad, de peso y de talla, aunque estos no sirven para medir la grasa corporal.

El IMC no distingue entre grasa y músculo.

En la siguiente tabla se muestran los valores normales del porcentaje de grasa en el hombre y la mujer, y aquellos que se consideran como sobrepeso y obesidad:

TABLA VI VALORES DE PORCENTAJE DE GRASA

% GRASA CORPORAL	HOMBRES	MUJERES
VALORES NORMALES	12-20 %	20-30 %
LÍMITE (SOBREPESO)	21-25 %	31-33 %
OBESIDAD	> 25 %	> 33 %

Fuente: *NIH/OMS: Gallagher American Journal of Clinical Nutrition, 2000. 72.694-701*

RECUERDA: Lo que determina el peso saludable no es el IMC, sino el porcentaje de grasa, piensa que lo que mejor refleja tu nutrición es la relación músculo/grasa.

) LA IMPORTANCIA DEL ANÁLISIS DE LA COMPOSICIÓN CORPORAL

Como mencionamos antes, el peso es la suma de todos los tejidos corporales, cada uno de los cuales tiene un peso específico. De ellos son tres los que varían de acuerdo con la nutrición y el ejercicio: músculo, grasa y agua. Los demás tejidos, como las vísceras o el esqueleto, tienen una variación mínima, que depende de la cantidad de agua que almacenen en sus células. Por eso, se han desarrollado diversos métodos para analizar la composición corporal y determinar el peso específico de cada uno de los componentes.

Conforme a lo que ya hemos explicado, es preciso cambiar la visión generalizada de que el peso es lo importante y de que debemos pesarnos con frecuencia, y dejar atrás la báscula por imprecisa e inexacta. Hay personas que se ponen a dieta y están muy contentas por haber perdido peso, pero siguen usando la misma ropa y teniendo la misma imagen, ya que lo que han perdido ha sido músculo y agua, pero no grasa, mientras que otras se enfadan porque la báscula no baja, pero sí usan ropa de menor tallaje y se ven más delgadas.

Los kilos (de peso) y los
centímetros (de volumen)
no van parejos.

Por otra parte, como hemos dicho, muchos pensamos que pesamos más o estamos hinchados porque retenemos agua, pero al ver el análisis de composición corporal nos damos cuenta de que en realidad lo que aumenta es la grasa, y si el contenido en grasa está aumentado, el contenido en agua está disminuyendo, ya que la grasa y el agua no se mezclan.

Por eso es tan relevante realizar el análisis de la composición corporal para darle el valor, en su justa medida, al peso.

⟩ DIFERENTES MÉTODOS DE MEDICIÓN

El método más sencillo y más utilizado, después de la antropometría, es la impedanciometría o bioimpedancia (BIA), que se basa en la resistencia específica de los tejidos al paso de la corriente eléctrica. Los aparatos utilizados se llaman «impedanciómetros» y miden la resistencia enviando una corriente eléctrica alterna, imperceptible y totalmente inocua, a través del cuerpo humano. Están conectados a un ordenador que transforma los datos obtenidos en cifras de fácil interpretación y los clasifica de acuerdo con las variables personales de cada individuo (sexo, edad, talla, constitución, etc.), proporcionando valores de pesos absolutos y porcentajes de los diversos tejidos, incluyendo la grasa visceral. Las principales ventajas de este método es que no es invasivo y la evaluación es fácil y rápida.

Existen otros métodos más complejos para la medición de la grasa y de los otros componentes del organismo, como son la tomografía axial computarizada (TAC), la resonancia magnética nuclear (RMN), la absorciometría dual de rayos X (DEXA) y la plestimografía. Sin embargo, aunque son más precisos que la BIA, requieren una infraestructura más compleja, son aparatos muy costosos y producen radiaciones X, por lo que se consideran métodos más invasivos.

CONSEJO

- Cuando desees saber si te encuentras en un estado saludable, recurre a un profesional: son suficientes la antropometría clínica y la impedanciometría para medir la grasa corporal, sin necesidad de recurrir a métodos más complejos o que impliquen la utilización de RX.

) LA ANTROPOMETRÍA Y SU IMPORTANCIA EN LA DISTRIBUCIÓN DE LA GRASA

Como hemos mencionado antes, existen diferencias en la composición corporal de hombres y mujeres. La primera es que los hombres tienen una mayor cantidad de músculo y menor de grasa y, en segundo lugar, la estatura de los hombres, en promedio, es mayor. Las diferencias de peso y talla se observan desde el nacimiento y durante toda la infancia, como muestran las tablas de percentiles realizadas, aunque son diferencias muy sutiles. Cuando estas diferencias se hacen verdaderamente aparentes es en la pubertad/adolescencia; además, el pico de crecimiento se da antes en las mujeres, pero cesa antes que en los hombres. Es en esta etapa cuando la presencia de hormonas hace que la composición corporal sea diferente. Los hombres tienen testosterona y esta hormona favorece que la grasa «se queme» y el músculo crezca, mientras que la progesterona de las mujeres favorece la producción de grasa y no tiene ningún efecto sobre el músculo. Es en esta parte cuando la apariencia física se vuelve una característica diferencial entre el hombre y la mujer, ya que aparecen los caracteres sexuales secundarios.

La grasa en las mujeres tiende a acumularse en la zona de la cadera, los glúteos y en la parte superior de los muslos, mientras que en los hombres se concentra en el abdomen. Una de las explicaciones que se han propuesto para esta diferencia es que la grasa en el abdomen era una manera sencilla de transportarla cuando nuestros antepasados tenían que ir a cazar, mientras que la mujer necesitaba la cavidad abdominal para que el útero gestante pudiera crecer y así tener muchos hijos.

Con el advenimiento de la industrialización, los hombres tienen que hacer menos esfuerzo físico para conseguir el alimento y por ello no gastan las reservas de grasa abdominal, sino que por el contrario las aumentan, lo que da lugar a la llamada «obesidad abdominal». Las mujeres, por otra parte, cada vez tienen menos hijos, por lo que la grasa empieza a acumularse también en la zona abdominal; es en la menopausia donde existe un acúmulo mayor de grasa intraabdominal, y la mujer se iguala al hombre en cuanto a los riesgos que esta supone.

La cantidad y distribución de la grasa es diferente en el hombre y en la mujer.

Por tal motivo, es importante controlar nuestro el perímetro abdominal (o de la cintura) para reconocer que estamos sanos y que no hay acúmulo de grasa en el interior del abdomen, «grasa visceral», rodeando los órganos que ahí se encuentran. De hecho, todos los médicos deberían revisarlo cuando el paciente fuera a la consulta por cualquier motivo, con el fin de prevenir las complicaciones asociadas, que señalaremos más adelante en el capítulo sobre obesidad.

Los métodos más exactos para diferenciar la grasa abdominal subcutánea, es decir, la que se encuentra bajo la piel, de la grasa visceral que está dentro del abdomen y que es la que se relaciona con la enfermedad, son la tomografía (TAC) y la resonancia magnética (RMN). Sin embargo, en la práctica clínica se prefiere usar la medida del perímetro de la cintura, pues hay evidencia científica que demuestra la relación estrecha entre este y la cantidad de grasa intraabdominal medida por TAC.

La Sociedad Española para el Estudio de la Obesidad (SEEDO) aceptó en el año 2000 el consenso del Instituto Nacional de Salud de Estados Unidos (NIH) de 1998 según el cual el perímetro de cintura que se asociaba a mayor riesgo cardiovascular era mayor de 102 cm en hombres y mayor de 88 cm en mujeres,

y es la medida más usada internacionalmente.

El perímetro de la cintura se correlaciona directamente con el riesgo de sufrir diabetes tipo 2.

Por otra parte, la Federación Internacional de Diabetes (FID), en el primer congreso internacional de Prediabetes y Síndrome Metabólico, celebrado en Berlín en abril de 2005, definió la obesidad central como un perímetro de cintura mayor o igual a 94 cm en varones y mayor o igual a 80 cm en mujeres. Estas medidas indicarían el riesgo de desarrollar esta enfermedad: a mayor circunferencia abdominal, mayor riesgo de diabetes tipo 2 (DT2).

RECUERDA: En las mujeres jóvenes, la grasa se deposita en la zona de los glúteos, las caderas y el tercio superior de los muslos, mientras que en las mayores va al abdomen.

Por otra parte, se sabe que la grasa visceral favorece el desarrollo del síndrome metabólico, del que hablaremos en el capítulo de obesidad.

TABLA VII **CIRCUNFERENCIA ABDOMINAL Y RIESGO DE DIABETIS TIPO 2**

PERÍMETRO DE LA CINTURA (CM)			
NIH Y SEEDO		FEDERACIÓN INTERNACIONAL DE DIABETES	
Normal	Riesgo CV	Normal	Riesgo de diabetes
Hasta 102 cm en hombres	›102 cm en hombres	Hasta 93 cm en hombres	≥94 cm en hombres
Hasta 88 cm en mujeres	›88 cm en mujeres	Hasta 79 cm en mujeres	≥80 cm en mujeres

Fuente: *End Nutr 2010;57(10):479-485.*

La pregunta que nos viene a la cabeza es: ¿cómo medir bien el perímetro de la cintura? La respuesta es fácil si estamos delgados: es la parte más estrecha entre el tórax y el abdomen, que no es donde usamos los pantalones o faldas en la actualidad, a menos que sean «de cintura alta», sino más arriba. Sin embargo, el problema surge cuando hay obesidad abdominal o un simple exceso de grasa a ese nivel.

El método más fiable es palpar la última costilla y la parte superior del hueso de la cadera y colocar la cinta métrica a la mitad de esta distancia (véase la línea *a* en la ilustración de la página siguiente). La medición se hace de pie, después de una respiración profunda, relajados y manteniendo la cinta tensada, pero sin apretar. Si esto no es posible, se coloca la cinta justo por

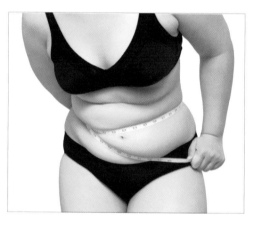

encima del hueso de la cadera (véase la línea *b* en la ilustración de la página siguiente). No obstante, se afirma que el perímetro medido inmediatamente por encima del hueso de la cadera presenta mejor correlación con la grasa total, mientras que el perímetro menor, medido entre las costillas y la cadera, señala mejor la grasa visceral.

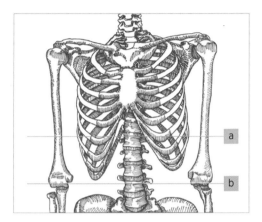

Fuente: *SEEDO 2000. Med Clin 2000; 115:587-97. SEEDO 2007. Med Clin 2007; 128:184-96. Diabetes Care, 28 de diciembre de 2012.*

La principal función de la grasa es la de almacenar combustible que pueda usarse para obtener energía cuando no hay comida. Es decir, es un tejido de supervivencia. Durante muchos siglos, la humanidad pasó hambre y hubo verdaderas épocas de hambruna, por lo que quien podía almacenar más grasa pudo sobrevivir mejor a esos difíciles tiempos y legó a sus descendientes esta capacidad de ahorrar energía. Esa grasa empezó depositándose en el abdomen en los hombres. Sin embargo, como mencionamos antes, las mujeres necesitaban la cavidad abdominal para que creciera el útero gestante. Así, la grasa se les colocaba en las caderas y

Otra medida antropométrica que se ha usado durante mucho tiempo es el índice cintura-cadera (C/C), pero los aumentos simultáneos en el perímetro de la cintura (80-100 cm) y de la cadera (100-125 cm) mantienen la misma relación C/C, a pesar de haber habido una considerable acumulación de grasa visceral. Por lo tanto, no tiene valor diagnóstico.

⟩ FUNCIONES DE LA GRASA

La grasa cumple tres funciones primordiales: energética, termorreguladora y estructural, como se muestra en la tabla VIII.

TABLA VIII

FUNCIONES DE LA GRASA	
ENERGÉTICA	Principal reserva de energía del organismo
TERMORREGULADORA	Mantenimiento de la temperatura corporal
ESTRUCTURAL	Protección de los órganos internos

los glúteos, de ahí el dimorfismo sexual que conocemos ahora: la distribución en «forma de manzana» en el hombre y «en forma de pera» en la mujer. Este dimorfismo desaparece después de la menopausia, cuando en la mujer cesa la función reproductiva y ya puede almacenar grasa en el vientre.

La grasa es indispensable para la vida; lo que no es bueno es el exceso.

La grasa también es un termorregulador que nos protege del frío, pues es un buen aislante térmico. Esta grasa permitió a nuestros antepasados sobrevivir a los crudos inviernos. Actualmente, cuando las personas tienen poca grasa o pierden mucha, en general, pasan mucho frío. Además, se alteran otras funciones metabólicas como la producción de hormonas (estrógenos), el correcto funcionamiento de la insulina, etc.

Otra función de la grasa es que, al rodear las estructuras corporales, en particular las del abdomen, sirve de protección contra los golpes, caídas o cualquier otro daño externo.

Además, posee funciones metabólicas que se explicarán más adelante, por lo que es importante mantener unos niveles normales de grasa que permitan al organismo beneficiarse de todas sus ventajas, sin que aparezcan las desventajas de su exceso.

RECUERDA: De una manera muy simplista, la grasa se forma porque comemos más de lo que gastamos o gastamos menos de lo que comemos; sin embargo, la situación no es tan sencilla, ya que el cuerpo no es una máquina cuentacalorías.

) LA GRASA COMO ÓRGANO ENDOCRINO

Debemos recordar que la grasa es un tejido vivo, que, como el resto de los tejidos, se recambia constantemente e incluso se mueve. Por tal razón, aunque no engordemos o adelgacemos, a veces notamos que la ropa no siempre nos sienta igual de bien.

Como señalamos anteriormente, la grasa desempeña diversas funciones en nuestro organismo: ahorro de energía, termorregulación y protección. Pero, además, tiene multitud de funciones bioquímicas que influyen directamente en nuestro metabolismo, motivo por el cual está considerado como el órgano endocrino más importante.

La grasa produce diversas sustancias químicas y, entre ellas, una llamada «leptina», que es la que controla la saciedad y nos dice cuándo dejar de comer. Otra, la adiponectina, favorece la acción de la insulina y permite una adecuada utilización de la glucosa (que es el azúcar que normalmente emplea el organismo para obtener energía) y de los ácidos grasos. También produce otras sustancias que favorecen la inflamación de la propia grasa.

La grasa se comunica directamente con los sistemas nervioso, cardiovascular, inmunológico, esquelético, reproductivo y con el propio sistema endocrino, entre otros. Controla el apetito y el peso corporal, es responsable del metabolismo de las grasas y de los azúcares, modula la inmunidad y afecta a la reproducción, pues también produce hormonas (estrógenos). Pero quizá su papel más importante es la participación directa tanto en la regulación del tono arterial como en la formación de nuevas arterias, así como en la coagulación y la eliminación de coágulos, por lo que es indispensable mantener a raya el tejido graso para poder gozar de una buena salud cardiovascular.

RECUERDA: La grasa no es el relleno del sillón, sino un tejido vivo que tiene muchas funciones; se mueve y cambia constantemente. Uno de sus cometidos es controlar el apetito: mantén la grasa a raya, pues si aumenta, tendrás más hambre.

Las células de la grasa, también llamadas «adipocitos», son las únicas de forma esférica, como canicas, y se agrupan también en forma esférica como pelotitas, cuyo contenido es básicamente aceite en forma de triglicéridos, que están formados por ácidos grasos y glicerol, y, en general, no almacenan agua, ya que esta y el aceite no se mezclan. Además, no cuentan con todas las estructuras presentes en otras células, en particular las que les permiten quemar calorías (mitocondrias), por lo que se las conoce como «grasa blanca». Hay un tipo de grasa que sí las quema, y es la llamada «grasa parda», que tenemos todos al nacer, pero que rápidamente disminuye. Por eso, aunque tengamos mucha grasa, no quemaremos más calorías, al contrario de lo que sucede en el músculo: a mayor cantidad de músculo, podremos comer más, porque quemamos más (aumentamos nuestro metabolismo basal).

Las células de la grasa son capaces de aumentar mucho su número, lo que se conoce como «hiperplasia», y aunque las células en sí mismas no sean capaces de reproducirse, sus precursoras, los preadipocitos, sí que se reproducen aumentando su número en respuesta a las necesidades de almacenamiento de grasa que tenga el organismo. Hay algunos genes y factores ambientales que favorecen la multiplicación y diferenciación de estos preadipocitos en células maduras: los adipocitos. Esto es lo que sucede generalmente en la grasa que está por debajo de la piel y que es la responsable del aumento de volumen de nuestro cuerpo; por eso se le llama «grasa subcutánea».

La grasa no quema calorías, mientras que el músculo sí. Tonifícalo y, si es posible, auméntalo con ejercicio no aeróbico, pues de esta forma podrás quemar más y, por tanto, comer más.

Por otra parte, existe una grasa que está dentro de la cavidad abdominal rodeando a los órganos: hígado, páncreas, intestinos, riñones, aorta, etc., y que es metabólicamente más activa que la grasa subcutánea. En este caso, las células aumentan hasta veinte veces su tamaño, lo que se conoce como «hipertrofia». A esta grasa se la llama «grasa visceral» por su localización. Es dañina para la salud, ya que favorece las enfermedades cardiovasculares, como el infarto o la angina de pecho; la hipertensión arterial; la diabetes mellitus tipo 2; la arteroesclerosis; el ictus; el aumento del colesterol malo (LDL) y la disminución del bueno (HDL); el aumento de los triglicéridos y del ácido úrico; las alteraciones del sueño, que pueden ir desde la roncopatía hasta la apnea; el hígado graso; la pérdida de masa muscular e incluso favorece el cáncer. La mayoría de estas complicaciones forman parte del llamado «síndrome metabólico».

TABLA IX

NIVELES DE GRASA VISCERAL			
1-3	4-6	7-9	>10
Nivel ideal	Nivel medio	Nivel alto	Nivel muy alto

) RELACIONES DE LA GRASA CON OTROS ÓRGANOS Y SISTEMAS

La grasa se relaciona directamente con los diversos órganos y sistemas de nuestro cuerpo.

• Con el sistema nervioso central a través de la leptina, hormona que, como mencionamos antes, produce el adipocito y actúa en el cerebro para producir saciedad, es decir, lo informa de que hemos comido y no necesitamos más.

• También se relaciona con el propio sistema endocrino a través de la adiponectina, que es una sustancia que producen las propias células grasas y que favorece la acción de la insulina y ayuda a metabolizar los hidratos de carbono y las grasas provenientes de la dieta. La insulina es la que en realidad gobierna el metabolismo. Por otra parte, el tejido graso se considera el órgano endocrino más activo.

• Con el sistema inmunológico, porque produce varias sustancias, con acción tanto proinflamatoria como antiinflamatoria, llamadas «adipocitoquinas» y que ayudan al equilibrio inmunológico de nuestro cuerpo.

> La grasa está integrada y en comunicación directa con todo nuestro organismo.

• Con el sistema cardiovascular, porque produce sustancias que favorecen la coagulación de la sangre, el endurecimiento de las arterias (ateroesclerosis) y mantienen el tono vascular.

• Con el sistema esquelético, porque genera moléculas activas que intervienen tanto en la formación como en el remodelamiento y la reabsorción óseos, por lo que tiene una participación muy activa en la generación de la osteoporosis.

• Con el sistema reproductivo, pues es capaz de generar estrógenos (hormona femenina) a partir de otras hormonas que producen las glándulas suprarrenales. Si la grasa disminuye de forma importante, las mujeres pueden presentar falta del periodo menstrual y esterilidad.

CONSEJO

• Si estás a régimen de adelgazamiento, puedes tener alteraciones del ciclo menstrual debido a que en la grasa se fabrican estrógenos, por lo que debes tenerlo en cuenta si quisieras quedarte embarazada.

ACTIVIDAD
FÍSICA

) DIFERENCIAS ENTRE ACTIVIDAD FÍSICA, EJERCICIO Y DEPORTE

Todos los seres humanos estamos diseñados para estar en constante movimiento; sin embargo, la modernización, la urbanización de las ciudades y el desarrollo tecnológico en general han hecho que nuestra vida sea cada vez más sedentaria. Y esto pasa factura, tanto en la cantidad como en la calidad de vida. Como dijo Abraham Lincoln: «Al final, lo que importa no son los años de vida, sino la vida de los años».

■ Actividad física

Para darles calidad de vida a nuestros años son indispensables una buena nutrición y cierto grado de actividad física. Por actividad física se considera todo movimiento del cuerpo que hace trabajar a los músculos y requiere más energía que estar en reposo; sin embargo, cuando mencionamos aquí el término *actividad física* (AF), nos referimos a los movimientos que benefician a la salud, tanto a nivel corporal como mental.

Aunque a diario realizamos algo de actividad al vestirnos, desplazarnos de un sitio a otro o hacer las tareas domésticas, el movimiento no es muy intenso y se mantiene solo durante periodos muy cortos, por lo que podemos considerar que la actividad física, en general, es baja. Pasamos la mayor parte de las horas del día sentados: en el coche, en el trabajo, descansando, viendo la tele, leyendo o jugando con videojuegos. Actualmente, este es un problema más grave en los niños, a quienes antes se les veía jugando al pilla-pilla o con una goma de saltar o un balón, y ahora están sentados chateando o jugando con la consola o el teléfono móvil.

También los adultos hemos cambiado hábitos y nos hemos vuelto más cómodos: dejamos el coche lo más cerca posible del sitio al que vamos, subimos y bajamos en ascensor o en escaleras mecánicas; cuando vamos en autobús, bajamos en la parada más cercana, etc. Ya hemos perdido la costumbre de pasear, ¿quizá por falta de tiempo? O, mejor dicho, ¿por falta de ganas o mala organización del tiempo? Cabe señalar que la inactividad genera más inactividad y, por el contrario, la actividad genera más energía y más ganas de seguir activos. Cuanto menos nos movamos, menos ganas tendremos de hacer nada. La inmovilidad puede fácilmente llevar a la depresión, mientras que, si estamos activos, tendremos más energía y más ganas de hacer cosas. Se ha demostrados que la actividad física ayuda a mejorar el carácter y a mantener la disciplina y una toma de decisiones eficaz en la vida cotidiana.

Es verdad que trabajamos demasiadas horas y llegamos a casa exhaustos, pero en las horas de la comida, en vez de tomar «X» tiempo para descansar, podríamos salir a caminar alrededor del edificio o de la manzana; en vez de estar todo el tiempo sentados y solicitar las cosas por teléfono, podríamos adoptar la costumbre de levantarnos frecuentemente de la silla y movernos en nuestra propia zona de trabajo. Cuando vayas al servicio, procura no ir al más cercano, sino al que está en la planta de arriba o de abajo, y sube y baja caminando; además, haz al menos cinco sentadillas, que mejorarán tu circulación y te ayudarán a fortalecer los músculos. Si usas transporte público, baja una parada antes

de tu destino o aparca el coche un poco más lejos de lo habitual. Cuando vayas a hacer la compra o al banco o a cualquier otro recado, no busques el súper, banco o tienda más cercanos; trata de caminar un poco más y de cargar algunos bultos que fortalezcan tus brazos. En vez de hacer una compra grande de comida, fuérzate a comprar de poco en poco, todos los días, para poder cargar las bolsas y caminar hasta tu casa. Juega activamente con tus hijos para que todos os mováis más.

La actividad física consiste en moverte más haciendo las labores cotidianas.

Todo lo anterior puede resumirse en dos palabras: *vida activa*. No queremos que de un día a otro hagas caminatas extenuantes o subas veinte plantas. No; lo que te proponemos son pequeños cambios, que vayas aumentando día a día, hasta que realmente seas una persona activa y tengas más energía y mayor vitalidad.

Existen en la literatura médica muchos estudios científicos, realizados en diversos países de mundo, sobre los beneficios de la actividad física. Uno de los más antiguos (1953), hecho en Inglaterra, comparó diversos oficios, como los conductores y los cobradores de los autobuses londinenses, y observó que los primeros, que iban sentados conduciendo, tenían mayor riesgo de padecer enfermedades cardiovasculares que los segundos, que debían andar subiendo y bajando escaleras en los típicos autobuses londinenses de dos plantas. El menor riesgo de desarrollar enfermedad cardiovascular se atribuyó a que los cobradores realizaban actividad física de forma regular. Por ello, quienes desempeñan un trabajo en el que apenas se mueven tienen más posibilidades de padecer enfermedades del corazón. Para confirmar esta asociación, y ante la posibilidad de que se pudiera atribuir esta diferencia al estrés que sufrían los primeros al ir conduciendo, se realizó un estudio similar entre carteros, oficinistas y telefonistas del servicio postal. Los que repartían el correo andando o en bicicleta tuvieron menor riesgo de desarrollar enfermedades del corazón que los otros, que pasaban gran parte de su jornada laboral sentados.

Con posterioridad, se ha obtenido suficiente evidencia científica que relaciona la actividad física con la salud. Los estudios concluyen que realizar actividad física de forma regular disminuye las tasas de mortalidad ante cualquier enfermedad, reduce el riesgo de desarrollar enfermedades del corazón, tensión alta, ictus, síndrome metabólico, diabetes tipo 2 y distintos tipos de cáncer, entre ellos el de mama y el de colon. Asimismo, se ha comprobado que la actividad física, realizada con cierta intensidad, alarga la vida.

Cabe destacar que la actividad física no solo actúa como protector de la salud a nivel de prevención primaria, sino que también lo hace, una vez instaurada la enfermedad, tanto a nivel secundario, para detener o retrasar el progreso de esta, como a nivel terciario, para mejorar la calidad de vida de los enfermos.

La actividad física mejora
nuestra salud.

Ahora bien, es importante destacar que la actividad física produce efectos beneficiosos sobre la salud si se practica con una determinada intensidad, que es diferente para cada tipo de patología e, incluso dentro de ella, para cada paciente. Por tanto, debe considerarse como un tratamiento más (en este caso, no farmacológico). Como tal, su eficacia depende de una prescripción adecuada. Para conseguir que la actividad física sea realmente beneficiosa, necesitamos al menos practicar 30 min de actividad moderada a intensa cinco veces por semana. Un buen ejemplo sería caminar a paso ligero (que te permita mantener una conversación, sin sofocarte, mientras caminas, pero sin detenerte a mirar escaparates) de 30 a 60 min todos los días (al menos de lunes a viernes).

CONSEJO:

- Aunque tengas alguna enfermedad, siempre habrá cierta actividad física que puedas realizar, lo que mejorará tu salud, ya que está considerada, en sí misma, como un tratamiento.

▣ Ejercicio

Según la OMS: «La actividad física no debe confundirse con el ejercicio. Este es una variedad de actividad física planificada, estructurada, repetitiva y realizada con un objetivo relacionado con la mejora o el mantenimiento de uno o más componentes de la aptitud física».

La actividad física es un concepto más amplio que incluye todo tipo de movimiento de la vida diaria, mientras que el ejercicio se refiere a movimientos estructurados de un grupo muscular específico, para aumentar su fuerza, flexibilidad y resistencia. Se planifica, se realiza regularmente y requiere una duración e intensidad determinadas.

Está comprobado científicamente que el ejercicio, tanto de corta como de larga duración, produce bienestar mental, mejora la autonomía de la persona, la memoria y la rapidez de ideas y promueve sensaciones como el optimismo o la euforia, al tiempo que mejora la autoestima y previene distintas enfermedades. El ejercicio más habitual es el que se realiza en los gimnasios, ya sea usando máquinas u otro tipo de objetos (pelotas, pesas, TRX, etc.) o solo con el movimiento del cuerpo, de manera rítmica y ordenada. Los ejercicios más practicados por las mujeres son el Pilates y el yoga, en los que priman los estiramientos y la flexibilidad muscular y articular, que se combinan con la respiración. Los ejercicios preferidos por los hombres son aquellos que les permiten desarrollar la musculación (aumento de la cantidad de músculo) o al menos tonificarla.

El ejercicio te permitirá aumentar la fuerza, la flexibilidad y la resistencia de los músculos.

Muchas personas van solas al gimnasio, pero cuando se reúnen varias con la misma finalidad, el ejercicio se vuelve más ameno y fácil de realizar, pues se convierte en un tiempo de relax y alegría. Ya no se ve como obligación, sino como diversión, incluso se llega a echar en falta los días en que no se practica. Esto es más evidente cuando el ejercicio se realiza con música, bien sea el baile como tal o con ciertas rutinas para tonificar y moldear áreas específicas como *body balance, zumba, body combat*, etc.

Por otra parte, se ha demostrado que la práctica del ejercicio es muy beneficiosa para la mujer embarazada y para el feto, pues ayuda a evitar partos prematuros y a mejorar el proceso de parto, disminuyendo también el riesgo de desarrollar diabetes gestacional u otras alteraciones. Además, el ejercicio ayudará a controlar el peso, pues es de todos conocido que un peso excesivo durante el embarazo se asocia a complicaciones tanto para la madre como para el feto. Por ello debemos insistir en la necesidad de realizar ejercicio durante el embarazo.

RECUERDA: El ejercicio puede ser ameno y divertido si lo compartes con otras personas y te ayudará a relajarte y tener mayor bienestar emocional.

Actualmente se ha puesto de moda tener un entrenador personal, lo cual supone una ventaja, pues te ayuda a hacer ejercicio de una forma más adecuada a tus condiciones y capacidades físicas y a tu estado de salud, evitando así que puedas lastimarte al hacer un mal movimiento o adoptar una postura errónea. Además, te motivan y hacen más agradable el tiempo que le dedicas al ejercicio. También está en auge una técnica llamada «electroestimulación», que combina el ejercicio activo con el pasivo y promete resultados en cuanto a tonificación y resistencia muscular. Sin embargo, no todos pueden optar por este sistema, ya que está contraindicado en personas con cualquier patología (artritis, obesidad, diabetes, cardiopatías, etc.) y en personas sedentarias o que solo practican este tipo de ejercicio. Según investigaciones recientes, la electroestimulación produce un mayor daño muscular y articular que el entrenamiento convencional con resistencia. En la fisioterapia sí está indicado, pero en una zona limitada, previamente lesionada, para recuperar la normalidad.

▨ Deporte

Según la RAE, «el deporte es la actividad física ejercida como un juego o competición cuya práctica supone aprendizaje, entrenamiento y sujeción a normas», como el fútbol, el pádel, el tenis, el patinaje, el esquí, el surf, etc. Se practica en sitios habilitados para tal fin, según las normas propias de cada deporte. Su práctica puede ocasionar, a veces, lesiones como esguinces, torceduras, rotura de ligamentos o sobreesfuerzos cardíacos o musculares. Por ello es recomendable complementarlo con entrenamiento a través del ejercicio.

Una costumbre habitual, pero errónea, es hacer deporte o ejercicio en exceso los fines de semana y ser sedentario el resto de los días. Esto facilita el sobreesfuerzo, primordialmente a nivel cardíaco, y puede derivar en complicaciones graves. Por ello, los «deportistas de fin de semana» se beneficiarían más y evitarían lesiones si dejaran el deporte y realizaran ejercicio diariamente, aunque en menor cantidad. Es mejor poco y frecuente que mucho una vez por semana o menos. Además, se evitarían complicaciones cardiovasculares si antes de realizarlo se hiciesen al menos un chequeo médico.

No es lo mismo actividad física que ejercicio o deporte. Son tres niveles diferentes de complejidad.

Es importante conocer las diferencias entre estos tres conceptos, pues cuando el médico prescribe actividad física, el paciente muchas veces se niega rotundamente diciendo «yo no quiero hacer deporte». Si tenemos claras las diferencias y los beneficios, no tendremos por qué negarnos a ser más activos, ya que no se tratará de realizar ningún deporte, sino solo de aumentar la actividad diaria para conseguir una vida menos sedentaria y más sana.

⟩ TIPOS DE EJERCICIO: AERÓBICO VS. NO AERÓBICO

Los conceptos aeróbico y anaeróbico hacen referencia a la manera que tiene el organismo de obtener la energía: con necesidad de oxígeno (aeróbico) y sin necesidad de oxígeno (anaeróbico). Siempre que hacemos ejercicio participan los dos tipos, pero no en igual medida; por esto, dependiendo de cuál de los dos sea predominante, diremos que un ejercicio es aeróbico o anaeróbico.

■ El ejercicio aeróbico

Los ejercicios aeróbicos son, en general, de media/baja intensidad, pero de larga duración; al practicarlos, el cuerpo quema primordialmente hidratos, de donde los músculos obtienen energía y, para lograrlo, necesitamos oxígeno.

Ejemplos de ejercicios aeróbicos: caminar, bailar, nadar, ir en bici y la mayoría de los deportes como el fútbol, el tenis, etc. Se suelen practicar a menudo para controlar el peso y mejorar la condición física, y con ellos se consigue mayor agilidad, flexibilidad, resistencia y equilibrio. También, al necesitar mucho oxígeno, el sistema cardiovascular se activa y mejora la circulación, lo que supone numerosos beneficios para la salud.

Para darte cuenta de que el ejercicio que realizas es aeróbico debes controlar el pulso y la frecuencia cardíaca (de 120 a 140). Si aumenta mucho más, debes parar. Por eso debe iniciarse poco a poco e incrementarse progresivamente, para así también aumentar la capacidad respiratoria. Lo ideal es iniciarse en el ejercicio en la niñez o adolescencia, aunque nunca es tarde para empezar, incluso en la tercera edad: hay personas mayores que son más activas y están más saludables que muchas más jóvenes, de vida sedentaria o poco activa.

Por otra parte, el ejercicio aeróbico consume glucosa; por ello es siempre recomendable comer una fruta o cualquier hidrato antes de empezar, porque así se evitan los bajones de azúcar y la debilidad que esto conlleva. A veces notamos que nos da «una pájara» si hacemos ejercicio en ayunas o sin haber comido en las últimas horas; esa bajada de azúcar alerta a nuestro organismo y por eso se activan mecanismos de supervivencia: el hígado forma nueva glucosa (a partir de nuestro propio músculo), le sigue un pico de insulina para metabolizarla y, a su vez, la formación de grasa. Así, el ejercicio se vuelve contraproducente, es decir, en vez de adelgazar, nos engorda y, además, perdemos músculo. Para evitarlo, además del hidrato antes del ejercicio, deberemos comer algo de proteína al acabar, para así reponer el músculo que se ha perdido después de practicar el ejercicio.

Ejercicio no aeróbico

En el caso de los ejercicios no aeróbicos (anaeróbico), son de intensidad alta, pero de corta duración y no necesitan oxígeno, porque obtienen la energía de moléculas químicas (ATP) que el organismo tiene de reserva.

> El ejercicio aeróbico consume oxígeno mientras que el anaeróbico no.

Algunos ejemplos de ejercicio no aeróbico: hacer pesas, ejercicios con máquinas usando resistencias, bandas elásticas o con el peso del cuerpo y que requieran gran esfuerzo en poco tiempo. Este tipo de ejercicios son buenos para el trabajo y el fortalecimiento del sistema músculo-esquelético. También se los conoce como «ejercicios de tonificación o musculación», porque al poco tiempo de practicarlos producen un aumento de la masa muscular proporcional a la intensidad, resistencia y frecuencia del ejercicio. Uno de sus beneficios es la remodelación del cuerpo, pues se cambia la composición corporal al transformarse la grasa en músculo.

Diversos estudios científicos han demostrado que para perder grasa el ejercicio adecuado es el de fuerza, trabajando grupos musculares de forma alternativa y rotativa: es decir, un día piernas y glúteos, otro día abdominales, otro día pecho y espalda, etc. Cabe señalar que el ejercicio aeróbico controla el peso porque se rompen algunas fibras musculares y por esa razón los atletas son muy delgados y ligeros, mientras que los deportistas que entrenan más su fuerza son musculosos y pesados.

Después de todo lo dicho, te aconsejamos que hagas ejercicio y preferentemente combines ambos tipos.

RECUERDA: El ejercicio aeróbico mejora tu salud en general y la cardiovascular en particular, así como tu capacidad respiratoria, pero si quieres remodelar tu cuerpo perdiendo grasa y aumentando músculo, practica ejercicios de tonificación (anaeróbico).

) EL METABOLISMO: ¿QUÉ ES Y CÓMO VARÍA?

El metabolismo es el conjunto de reacciones químicas que se llevan a cabo en nuestro organismo para mantenernos vivos y sanos. Para ello se necesita energía, pero: ¿de dónde la obtiene el cuerpo? Cuando caminamos, cuando nos movemos, cuando realizamos un esfuerzo físico, consumimos energía. Pero los seres humanos, del mismo modo que todos los animales, no creamos esa energía, ya que esta forma parte de la materia y no puede crearse de la nada. ¿De dónde proviene, entonces, la energía que utilizamos? Pues de los alimentos que comemos. La materia orgánica que asimilamos cuando nos alimentamos posee una energía química capaz de transformarse, por medio de distintas reacciones que se producen en nuestro organismo, en energía mecánica (que gastamos cuando realizamos un esfuerzo), calor y todas las formas de energía necesarias para mantenernos vivos. Al alimentarnos, reponemos la energía que gastamos.

Así, los llamados «macronutrientes» (carbohidratos, grasas y proteínas) que constituyen los alimentos, como mencionamos al principio del libro, son las fuentes de energía (calorías) para nuestro óptimo funcionamiento. Una vez digeridos hasta sus elementos más básicos, se absorben en el intestino y se distribuyen a través del sistema circulatorio por todas las células del organismo. La energía química contenida en los alimentos se transforma gracias a la combustión que tiene lugar cuando se combina el oxígeno que respiramos con la materia orgánica que consumimos. Lo que se produce entonces es una oxidación; así, en el interior de las células, los nutrientes energéticos se integran en un proceso metabólico, es decir, en una serie de reacciones químicas que tienen como resultado final la producción de la molécula de ATP que es la «moneda» energética para nuestras funciones vitales. Cuando la célula necesita energía, descompone la molécula ATP y libera así la energía atrapada en su interior. Los hidratos producen entre el 40 y el 60 % de la energía que necesitamos, pero si no se utiliza, se almacena en forma de grasa.

Por otra parte, todos hemos oído hablar alguna vez del metabolismo basal (MB), sobre todo en referencia al gasto energético y a una de sus principales consecuencias, la acumulación de energía en forma de grasa si el metabolismo es bajo o está «ralentizado». El metabolismo basal es la energía que necesita nuestro cuerpo para sobrevivir realizando las funciones básicas (respirar, bombear el corazón, filtrar la sangre, sintetizar hormonas o parpadear). Es un gasto energético básico y «predeterminado». En cualquier caso, el metabolismo basal es un factor fundamental que determina nuestras necesidades calóricas y nuestro estado de salud.

El metabolismo es el conjunto de reacciones químicas que realiza nuestro cuerpo para mantenernos sanos y vivos.

Nuestro organismo es una máquina compleja que recibe alimentos sólidos y líquidos, y los metaboliza o, lo que es igual, los procesa para obtener la materia con la que nutre, estructura y repara sus tejidos, y la energía con la que se man-

tiene en funcionamiento y realiza todas sus actividades. De esta forma, el cuerpo actúa en cierto modo como un laboratorio, pues es capaz de sintetizar y fabricar muchas de las sustancias que necesita a partir de otras diferentes. Por ejemplo, el metabolismo de los hidratos de carbono permite obtener glucosa, que es el combustible principal, pero, a falta de hidratos de carbono, el organismo también es capaz de fabricar glucosa a partir de ciertos componentes de las proteínas (los aminoácidos) y de las grasas (el glicerol), primordialmente por el hígado y el riñón. Sin embargo, estos procesos suponen más coste para el organismo, por lo cual siempre nos induce a buscar hidratos para obtener más fácilmente la glucosa. Así, al producir energía, se posibilita la realización de otros trabajos químicos (sintetizar determinadas sustancias para fabricar otras que le son necesarias al cuerpo), trabajos de transporte (como intercambiar sustancias entre el interior y el exterior de las células) y trabajos mecánicos (como contraer los músculos para moverse). Además, el calor generado por las combustiones celulares se emplea para mantener la temperatura corporal.

El metabolismo se ralentiza con el paso de los años, primordialmente por la pérdida de masa muscular; es mucho más rápido y produce más calor en los niños porque están en constante movimiento y creciendo, y más lento en los mayores, que se mueven menos y ya no tienen un crecimiento activo, por lo que también baja su temperatura corporal y necesitan abrigarse más. Algunas personas que engordan en la edad adulta aseguran que les ha cambiado el metabolismo: pero el metabolismo no cambia, sencillamente va más lento.

CONSEJO

- Si quieres aumentar tu gasto metabólico, incrementa tu masa muscular con ejercicios de resistencia, por ejemplo, sentadillas, TRX, pesas y diversas máquinas con resistencia variable.

El gasto energético que realiza cada persona depende fundamentalmente de los siguientes factores (que a su vez dependen de variables individuales como la edad, el sexo o el tamaño corporal): gasto metabólico basal, termogénesis y actividad física. Ya hemos hablado del metabolismo basal y de la actividad física. La termogénesis es el gasto energético en respuesta a estímulos como ingerir alimentos o exponerse al frío. La termogénesis inducida por la diges-

tión y el procesamiento de los alimentos (efecto termogénico de los alimentos) representa aproximadamente el 10 % del gasto energético total. Los alimentos, cuanto más crudos y duros sean, más gastan en su proceso digestivo y de asimilación. El mismo trozo de carne gastará más calorías si se come crudo que si se come bien cocido y triturado, y la fruta o ensaladas crudas tienen mayor gasto que los zumos o las verduras cocidas y en puré, porque los procesos de masticación, deglución, digestión y absorción de nutrientes representan gasto energético. Además, si comemos más fibra, gastaremos más en la producción de las heces fecales en el colon, que también implica gasto de energía. Por ello, para hacer el cálculo de calorías de un alimento, se debe considerar su peso en seco (sin el agua que contiene) menos el gasto digestivo que origine, según su preparación: cocido, frito, al horno, si contiene aceite, salsas y condimentos. Además, como ya mencionamos, cuanto más crudo esté el alimento, mayor será el gasto.

La tasa metabólica basal (TMB) es el cálculo de las calorías mínimas que precisa una persona para realizar sus funciones orgánicas cada día. Se calcula en kilocalorías/día. Hasta la edad adulta, esta tasa va creciendo, luego se estabiliza y, a partir de los cuarenta años, comienza a disminuir.

RECUERDA: Engorda más comer una vez al día que la misma cantidad de comida repartida a lo largo del día. Ten en cuenta, además, que 1 gramo de hidrato de carbono proporciona 4 kcal, al igual que 1 gramo de proteína, mientras que 1 gramo de grasa proporciona 9 kcal.

Las necesidades calóricas de cada persona dependerán del tipo de actividad que realice. Existen tablas que muestran el gasto calórico por minuto de una actividad concreta, de modo que ese gasto se debería sumar a las calorías que se consumen cada día. Pero el metabolismo de cada persona es diferente, puesto que está genéticamente determinado y depende de factores como el sexo, la edad, la altura, el peso o la complexión. Además, el gasto general de energía también puede verse afectado por las enfermedades, la temperatura del entorno y los niveles de estrés. Por último, hay que tener en cuenta que la tasa metabólica también disminuye con la pérdida de masa corporal, como explicaremos más adelante (con las dietas hipocalóricas se pierde, además de la grasa, la masa muscular y, con ello, algunas mitocondrias, por lo que disminuye la tasa metabólica basal; es decir, se entra en modo ahorro y el cuerpo se acostumbra a vivir con menos calorías, lo que ocasiona que estas dietas dejen de hacer efecto después de un tiempo, aunque sigan haciéndose a rajatabla).

Al contenido calórico de los alimentos hay que restarle el gasto metabólico (efecto termogénico).

Existen diversas fórmulas que se emplean para calcular el gasto energético que tienen en cuenta diferentes variables como el peso, la edad, el sexo y la altura, y se basan en la medida directa del gasto energético (calorimetría) de personas normales. Aunque no predicen el gasto energético total de manera exacta, sirven como primer paso para determinar las necesidades energéticas de un individuo concreto (por ejemplo, una mujer madura, un hombre adolescente, etc.).

- Come con frecuencia alimentos de bajo contenido calórico (snacks dietéticos, hortalizas crudas o *crudités*, etc.) para aumentar tu gasto digestivo y así engordarás menos.

La energía que necesita el organismo se produce en el interior de cada célula, en unas estructuras celulares llamadas «mitocondrias», donde se oxida la glucosa para formar el ATP, por lo que se consideran las centrales energéticas de la célula. Sin mitocondrias, los animales, incluyendo el ser humano, no serían capaces de utilizar oxígeno para extraer toda la energía de los alimentos y mantener con ella el crecimiento y la capacidad de reproducirse. Por eso, las comparamos a «chimeneas», porque «queman» el azúcar, producen energía y liberan calor que mantiene la temperatura corporal constante.

Las principales funciones de las mitocondrias son, por un lado, la oxidación de la glucosa y de las grasas y, por otro, la respiración celular. Cuando estos dos procesos químicos se realizan de manera sincrónica, se desperdicia poca energía en forma de calor, pero cuando no están totalmente sincronizados, parte de la energía obtenida se disipa en calor. La hormona tiroidea o tiroxina desincroniza estos dos procesos y estimula el metabolismo basal aumentando la producción de energía y la pérdida de calor.

La glucosa es el principal combustible para obtener energía.

Una forma de aumentar la tasa metabólica es la actividad física: un paseo de 20 minutos equivale a un gasto calórico de 60 kcal, y correr durante el mismo tiempo, un poco más de 140 kcal. De este modo, existe un gasto energético directo que puede variar en función de la actividad que se practique. Además, la actividad física, sobre todo cuando se realiza regularmente, acelera el metabolismo durante el ejercicio y después de él. Un cuerpo acostumbrado al esfuerzo físico produce más calor de manera continuada, gasta más energía y la extrae ininterrumpidamente de sus reservas de grasa. Este gasto de energía prosigue después del esfuerzo propiamente dicho, y, cuando el ejercicio se ha convertido en una costumbre, el cuerpo pasa a utilizar esas reservas de forma permanente. El metabolismo basal de un individuo activo aumenta sustancialmente.

Como señalamos antes, en la vida diaria tenemos numerosas ocasiones de practicar actividad física. Correr o montar en bicicleta el fin de semana está bien, pero es necesario realizar ejercicio de forma regular para mantener el metabolismo basal en un nivel aceptable, sobre todo para la persona que hace régimen y cuyo umbral de actividad tiende a disminuir espontáneamente. Conviene mantener la actividad día tras día y aprovechar cualquier ocasión para moverse, desde que saltamos de la cama por la mañana hasta que caemos en ella de nuevo por la noche.

RECUERDA: Las grasas tienen más del doble de calorías que los hidratos o las proteínas.

) EL PAPEL DEL MÚSCULO EN LA REGULACIÓN DEL AZÚCAR Y DEL PESO CORPORAL

La glucosa que la mitocondria no utiliza se guarda como reserva de energía para cuando el cuerpo así lo necesite; se almacena en forma de glucógeno tanto en el hígado como en el músculo. Dado que la actividad física requiere energía, es lógico que los músculos tengan la mayor capacidad de reserva de glucógeno, por lo que en ellos se guardan aproximadamente 2/3 del total corporal. El tercio de glucógeno restante se conserva en el hígado. El número de mitocondrias presentes en cada célula está genéticamente determinado, como el color de los ojos o del cabello; sin embargo, el músculo esquelético es uno de los tejidos corporales que más mitocondrias tiene. Esto quiere decir que, si aumentamos el número de fibras en los músculos, o al menos en algunos de ellos, mediante el ejercicio, aumentará el número total de mitocondrias y, con ello, el metabolismo basal, por lo que también gastaremos más glucosa y energía. Otro tejido con abundantes mitocondrias es la grasa parda o grasa marrón, que está presente en los recién nacidos y que desaparece al poco tiempo. En cambio, la grasa blanca no tiene mitocondrias.

Al hacer ejercicio, los músculos deben usar sus reservas de glucógeno para convertirlas en glucosa, pero esta glucosa solo la utilizan los músculos. El hígado es el responsable de proveer a todas las células del organismo de la glucosa necesaria para que realicen su trabajo. Ello debería darnos una idea de lo importante que es cuidar este órgano. Sin embargo, el organismo reserva glucógeno hasta cierto límite, por lo que el excedente de glucosa que no puede guardarse se transforma y se convierte en grasa. Por otro lado, cuando el cuerpo ya no tiene reservas de glucógeno disponibles y el organismo necesita obtener energía, debe quemar grasa como combustible. Esta es una de las razones por la cual es imprescindible realizar ejercicio de forma continuada, para quemar grasas y adelgazar. Además, las moléculas de glucógeno absorben hasta tres veces su peso en agua, por lo que su función en el mantenimiento del agua y el peso corporal es también muy importante. Algunas personas bajan de peso por haber perdido glucógeno y agua, y esta es una de las razones de las variaciones constantes, por lo que insistimos en que el peso no es lo importante para la salud, sino la grasa.

La glucosa que no se utiliza se guarda como glucógeno o grasa.

Por otra parte, el músculo esquelético desempeña un papel central en la regulación del metabolismo de la glucosa de todo el cuerpo. Debido a su masa, es el principal tejido responsable de la utilización de glucosa dependiente de insuli-

na, por eso es imprescindible hacer ejercicio, especialmente para los diabéticos, para mantener normales sus niveles de glucosa. En condiciones de ayuno, cuando la insulina está baja, el músculo capta muy poca glucosa, ya que el sistema nervioso central se vuelve el más importante consumidor de glucosa sanguínea. Por eso es necesario desayunar bien y no pasar muchas horas sin alimento. Cuando la glucosa circulante se incrementa, el músculo vuelve a ser el consumidor más importante.

Los ácidos grasos también son un importante sustrato energético, sobre todo en algunas fibras musculares. Estos pueden venir de las reservas de grasas intramusculares, de la circulación o del tejido graso o bien directamente de la dieta, tras pasar por el hígado. La utilización de ácidos grasos se ve favorecida por el ejercicio de tonificación o en situaciones de ayuno prolongado.

CONSEJO

- Cuando inicias una dieta, rápidamente pierdes peso porque eliminas glucógeno y agua, pero, si no haces ejercicio, también perderás masa muscular, tu metabolismo basal bajará y recuperarás el peso perdido (efecto rebote).

¿POR QUÉ ENGORDAMOS?

Siempre nos preguntamos por qué engordamos.

Como mencionamos antes, la respuesta más simple es porque comemos más de lo que gastamos (o gastamos menos de lo que comemos). Pero ya sabemos que no es tan simple. Hay personas que comen lo mismo y tienen un estilo de vida similar, y una engorda y la otra no, o hay quienes piensan que comen muy bien y, sin embargo, han ganado peso o aumentado de volumen y luego, aunque coman menos, no logran perder lo ganado. Por tanto, el problema es más complejo. No depende solo de cuánto comemos, sino de lo que comemos, a qué hora comemos, cómo lo comemos y de cómo responde el organismo a esos alimentos.

Ya hemos hablado de algunos de los factores que favorecen el hambre y el apetito, y de cómo la presión social influye en nuestros hábitos de alimentación. Por otra parte, se han realizado diversos estudios que demuestran que actualmente el tamaño de las raciones es mucho mayor que el que se servía hace cincuenta años: el cartucho de palomitas, el vaso de Coca-Cola, el tamaño de los donuts o las hamburguesas, la cantidad de patatas fritas que acompañan a las raciones. La publicidad al respecto favorece que engordemos, ya que, por algo más de dinero, ofrecen raciones de tamaño XXL. También debemos considerar que las raciones son iguales para hombres que para mujeres, a pesar de que estas deberían comer mucho menos que los hombres, como ya hemos explicado antes.

En las últimas décadas, las raciones de los alimentos son mayores y con un contenido calórico más elevado.

Además, los alimentos están producidos con exceso de grasas, tanto los cocinados en bares y en restaurantes como en nuestra propia casa, ya que como el aceite de oliva es tan bueno y sano, se abusa de él (como podemos comprobar con los cocineros de la televisión), pensando que cuanto más aceite de oliva se ponga en los alimentos mayor calidad tendrán, sin tener en cuenta las calorías que contiene. Es creencia que el aceite crudo engorda menos que el aceite cocinado o en fritos. Sin embargo, la realidad es que engorda lo mismo crudo que frito, extravirgen o normal; puede ser más sano, pero engordar, engorda igual. También en los alimentos industrializados o precocinados se utiliza mucha grasa, primordialmente saturada, para aumentar su apetencia. Ese es el caso de las pastillas, caldos, etc., tipo Avecrem, Gallina Blanca, entre otros. También los potenciadores de sabor como el glutamato monosódico, del que ya hablamos, se usan en la industria alimentaria y, con frecuencia, se agregan para que los alimentos sean más sabrosos. Todo ello nos indica que muchos de los alimentos actuales se han vuelto calóricamente más densos, es decir, contienen más cantidad de calorías en un volumen menor, por lo que a veces, sin darnos cuenta, comemos más de lo que necesitamos. Por otra parte, los alimentos procesados llevan, además de conservantes y colorantes químicos, azúcares que se introducen también para mejorar el sabor, o mayor cantidad de sal, lo que los hacen más adictivos.

> **CONSEJO**
>
> • Adecua la cantidad y la calidad del alimento a tus características personales. Las mujeres debemos comer menos que los hombres, y los mayores, menos que los jóvenes.

Debemos considerar nuevamente el hecho de que solemos trabajar fuera de casa y cada vez disponemos de menos tiempo para preparar las comidas, por lo que tiramos más de alimentos precocinados e industrializados, los que, por otra parte, además de ser más rápidos y más fáciles de preparar, son más baratos: es más caro un pescado que una *pizza* y una sopa de sobre es más barata que un plato de verduras frescas. Por eso, cada vez comemos más, pero estamos peor nutridos, ya que la comida procesada contiene menos nutrientes indispensables como ácidos grasos y aminoácidos esenciales, vitaminas y minerales, que son necesarios para el buen funcionamiento de nuestro organismo. Los niños, en vez del bocadillo para el recreo escolar, se llevan galletas o bollería industrial y comen chuches, lo que favorece la adicción al azúcar y la mayor posibilidad de buscar como recompensa algo dulce y sencillo.

También nos condiciona el habernos educado en no dejar nada en el plato, y aunque la ración sea más grande de lo que necesitamos, nos la terminamos. Además, nos comemos aquello que dejaron nuestros hijos en el plato: nos convertimos en «mamás o papás basurero».

Otro de los factores que ya hemos mencionado pero que vale la pena recordar es la falta de adecuación de la edad con la ingesta: toda la vida comemos lo mismo. Como ya hemos dicho, el metabolismo está más acelerado en los niños, por lo que deben comer más hidratos que les permitan obtener energía rápida, como los zumos; al adulto, en cambio, le produce un pico de insulina y le engorda, pues no lo gasta rápidamente. Las personas mayores tienen pérdida muscular y disminución del metabolismo, por lo que necesitan más proteínas. También debemos adecuar el alimento al estilo de vida y no comer lo mismo si hacemos ejercicio que si tenemos una vida sedentaria. Ya hemos hablado también de la alimentación emocional, la ansiedad y el estrés, que nos llevan a refugiarnos en la comida, y del exceso de trabajo, que altera los ritmos de la alimentación, y de que muchas veces el inconsciente toma las riendas y comemos sin apenas darnos cuenta, sin la consciencia plena de lo que estamos ingiriendo. Por todo lo anterior, podemos considerar que la alimentación sigue siendo el factor ambiental más influyente a la hora de engordar.

RECUERDA: Los alimentos procesados son más adictivos porque llevan sal, azúcar o glutamato, además de grasas no saludables. A pesar de ser más baratos, sabrosos y fáciles de preparar, no cuentan con todos los nutrientes necesarios.

Asimismo los factores ambientales que inciden en el gasto energético han cambiado sustancialmente en las últimas dos generaciones. Queremos comer como comían nuestros abuelos, pero no realizamos las mismas actividades que ellos. Los empleos han cambiado y practicamos menos actividad física en el trabajo y en la vida diaria. La urbanización de las ciudades hace que tengamos más comodidades y caminemos menos, ya que la mayoría de los desplazamientos los realizamos en vehículos de motor (coches, transporte público) y vamos casi de puerta a puerta, evitando caminar. También utilizamos ascensores o escaleras mecánicas en vez de subir y bajar andando.

Nuestro gasto energético ha disminuido en las últimas décadas.

Por otra parte, la modernización y el acceso a la tecnología nos facilitan más las labores del hogar y nos ahorran trabajo y gasto de energía. El uso de los utensilios domésticos actuales (lavadora/secadora de ropa, lavavajillas, robots aspiradores, vaporetas, robots de cocina, etc.) favorec los comportamientos sedentarios. También contamos con calefacción y aire acondicionado, por lo que no pasamos ni frío ni calor, ahorrando gasto de energía para mantener nuestra temperatura corporal. Nuestras abuelas tenían que caminar mucho, lavar a mano, pasar frío en invierno, etc., lo cual les permitía comer más, puesto que lo gastaban. También tenían más hijos, mientras que actualmente el número de hijos ha descendido y la edad para tenerlos ha aumentado. Estos maravillosos cambios hacen que engordemos con más facilidad.

RECUERDA: Las comodidades actuales nos facilitan la vida, pero hacen que gastemos menos y favorecen que engordemos más. Si no quieres engordar, esfuérzate un poco en usar menos el coche y caminar más, subir escaleras; muévete más en casa con el fin de aumentar tu gasto metabólico.

) EL PAPEL DE LOS GENES EN LA NUTRICIÓN

En capítulos anteriores hablamos del hambre y la saciedad, de las funciones de la grasa y del metabolismo, pero todas estas funciones, como todas las características de los seres vivos, están genéticamente determinadas. En este siglo, la lectura del genoma humano abrió nuevas perspectivas en el conocimiento de la biología de los seres vivos y, en particular, en la medicina moderna, que pasó de ser meramente curativa a ser predictiva y preventiva.

Al conjunto de genes que posee una persona se le llama «genotipo», y aunque todos los humanos tenemos los mismos genes, hay pequeñas variaciones en la secuencia del ADN que forma cada gen que permiten la existencia de diferencias entre las personas. Es decir, todos somos iguales, pero tenemos características individuales que nos hacen únicos e irrepetibles.

_____

Engordamos por la suma de malos hábitos alimentarios, falta de actividad física y genes que favorecen el acúmulo de grasa.

_____

Desde el punto de vista funcional hay dos tipos de genes, mayores y menores.

Los genes mayores son los responsables de las enfermedades raras, su variación se llama «mutación» y son deterministas, porque siempre que están presentes manifiestan su acción. Los genes menores, en cambio, son los responsables de las características normales y de las enfermedades comunes, sus variaciones se llaman «polimorfismos» y su efecto depende de su interacción con el medio ambiente, por lo que son no deterministas. Este tipo de interacción entre los genes y el medio ambiente recibe el nombre de «herencia multifactorial».

Estos genes menores confieren susceptibilidad a las diversas enfermedades, y esta susceptibilidad es cuantitativa porque los genes suman o multiplican sus efectos. Existe un umbral a partir del cual aparece la enfermedad. Hay una clara distinción entre normal y anormal, ya que, hasta que no alcanza un umbral, no se expresa la característica anormal. Se dice que las trastornos crónicos como la obesidad, la diabetes o las enfermedades cardiovasculares tienen una etiología multifactorial, determinada por un genotipo predisponente (polimorfismos de susceptibilidad) y factores ambientales que modulan su expresión.

Por eso, la genética predictiva permite reconocer a la población de riesgo y aplicar las medidas preventivas necesarias que eviten el desarrollo de la enfermedad.

Del conocimiento de la relación entre los genes y el medio ambiente ha nacido una nueva área del conocimiento: la genómica nutricional, que implica el estudio conjunto de la nutrición y el genoma. De esta relación surgen dos disciplinas conocidas como «nutrigenética» y «nutrigenómica». La nutrigenética estudia la respuesta que presenta cada individuo a los diversos componentes de la dieta en función de sus propios genes, lo que produce distinta respuesta clínica a los mismos nutrientes. Al contrario, la nutrigenómica estudia los efectos de los componentes de la dieta sobre la expresión de los genes individuales de cada persona.

La nutrigenética va del gen al nutriente, mientras que la nutrigenómica va del nutriente al gen.

Con los conocimientos anteriores sobre la interacción de nuestros genes con los alimentos es más fácil entender por qué hay personas que pueden comer más sin engordar, mientras que otras, que comen menos y mejor, engordan fácilmente y les es muy difícil perder lo ganado. No depende solo de factores ambientales como son los alimentos y el ejercicio, sino de cómo nuestros genes, en particular los polimorfismos presentes en los genes menores que regulan nuestro metabolismo, responden a dichos factores ambientales (interacción genes/medio ambiente).

Existen variaciones en los genes menores, llamados «polimorfismos», que nos hacen únicos e irrepetibles.

Cada una de las reacciones químicas que se realizan y que favorecen tanto la digestión y asimilación de los nutrientes como su utilización o transformación en grasa está determinada por uno o varios genes. Pero también está modificada por factores ambientales como la presencia de ciertas vitaminas que favorecen dichas reacciones o el contenido de bacterias del intestino, conocido como «microbiota» (antiguamente, «flora intestinal»). Cuando se suman factores genéticos con ambientales para originar una característica o una enfermedad, decimos que la causa es multifactorial. Por ello es tan importante conocer la carga genética de una persona, que favorece la producción y el almacenamiento de grasa, como sus hábitos alimentarios y de actividad física.

⟩ GENES AHORRADORES

Nuestros genes tienen su origen en el Paleolítico, cuando apareció el *Homo sapiens*. Desde entonces, han evolucionado hasta llegar a lo que somos hoy, pero esta evolución ha durado millones de años, durante los cuales la humanidad ha pasado por verdaderas épocas de escasez de alimentos o hambrunas. Por tanto, para sobrevivir, los genes menores evolucionaron hacia el ahorro metabólico, es decir, hacia la producción y el almacenamiento de grasa que les permitiera sobrevivir en épocas de penuria.

Aquel que podía comer más y era más fuerte sobrevivía a los inviernos y tenía hijos que heredaban estas características. Este ahorro metabólico funcionó como una fuerza evolutiva, de acuerdo con los principios de Darwin: supervivencia del más fuerte o mejor adaptado. Estos genes se llamaron «ahorradores» porque favorecían el ahorro de energía en forma de grasa.

Actualmente, existe prevalencia del genotipo ahorrador, ya que todos los que vivimos ahora somos descendientes de supervivientes del hambre, por lo que hemos heredado alguno de estos genes ahorradores, pero el desfase entre la evolución que tomó siglos y el desarrollo tecnológico, que solo ha llevado un poco más de cien años, ha favorecido el acúmulo de grasa y la epidemia de obesidad que se padece en este siglo XXI. Por otra parte, algunos de estos genes ancestrales se mantienen hasta la actualidad y no están adaptados para metabolizar las harinas y los azúcares refinados ni los alimentos procesados, lo que también favorece la obesidad.

Algunos de estos genes ahorradores también influyen en la conducta alimentaria. En el hipotálamo, que es la región central del cerebro que permanece sin cambios desde los reptiles, se encuentran dos centros que condicionan nuestra forma de comer. El primero es el centro del hambre y la saciedad, coordinado por un gen que, además, nos induce a comer alimentos calóricamente densos como grasas y azúcares y disminuye la pérdida de energía como calor. De la misma manera que cuanto más eficiente sea un aparato eléctrico menos energía consumirá y menos se calentará, sucede con el cuerpo humano: cuantos más genes ahorradores tenga, será más eficiente, porque consumirá menos calorías y perderá menos calor. De esa forma, disminuirá la tasa metabólica para ahorrar energía y reservarla para épocas difíciles.

El segundo centro se llama «comida por recompensa». Este gen nos induce a comer para sobrevivir ante la adversidad, pero también ante los triunfos y las emociones positivas. Después de haber librado una gran batalla, nuestros antepasados lo celebraban comiendo, y ahora también lo celebramos todo comiendo.

Como mencionamos anteriormente, la pérdida de energía en forma de calor (termogénesis) está regulada por diversos genes ahorradores, algunos de los cuales producen los síntomas de un hipotiroidismo, aun cuando la glándula tiroides y los niveles de hormonas que producen sean normales en los análisis.

Existen diferentes clases de genes ahorradores que favorecen la producción y el acúmulo de grasa.

Además, hay otros genes que, ante la ansiedad, favorecen el acúmulo de grasa, pues interpretan el estrés como hambre; nuestros ancestros solo tenían ansiedad cuando no había suficiente alimento. Actualmente, muchas personas aseguran que engordan cuando están estresadas por el trabajo o por problemas varios mientras que adelgazan cuando están de vacaciones, a pesar de comer más. Hoy en día sufrimos estrés por casi cualquier cosa: el tráfico, la relación con el jefe, los plazos de entrega en el trabajo o para alcanzar los objetivos laborales, además de las relaciones familiares, los problemas económicos, etc., cuando antiguamente la única fuente de estrés era que no se tenía suficiente para comer porque había algún fenómeno natural como sequía o inundaciones o plagas o invasiones por pueblos enemigos, guerras, etc.

También hay genes que favorecen la resistencia a la insulina para proteger al cerebro de posibles bajadas de azúcar cuando no hay suficiente alimento. Y esto, que en su día fue una ventaja selectiva, pues quien desarrollaba esta resistencia podía pasar más tiempo sin comer sin que su cerebro sufriera daño, actualmente, ante la abundancia de alimentos y sobre todo de aquellos que llevan azúcar, se ha convertido en enfermedad: la diabetes.

Existen otros genes ahorradores que favorecen la producción de grasa: unos hacen que las células de la grasa primitiva (preadipocito) se transformen en grasa madura (adipocito); otros intervienen en la inflamación crónica presente en la grasa abdominal. Por último, otros indirectamente inducen la hipertensión arterial y el daño cardiovascular, bien porque favorecen la ateroesclerosis, bien porque dañan el corazón.

RECUERDA: Si tienes tendencia a engordar o en la familia hay casos de obesidad, aunque no sean familiares directos, sería importante que conocieras tu predisposición genética y el mecanismo por el cual estás engordando.

ꞁ RITMO BIOLÓGICO

Desde el punto de vista genético (biológico), los seres humanos somos diurnos, es decir, tenemos un gen que regula nuestro ritmo de 24 horas, luz/oscuridad, sueño/vigilia, y que depende de la rotación de la Tierra, por lo que es igual en todo el planeta, acorde con los husos horarios de cada región, llamado «ritmo circadiano». Esto implica que, por la mañana, cuando amanece y por efecto de la luz solar, se produce el mayor pico de secreción hormonal. Todas las hormonas (tiroideas, insulina, cortisona, hormonas sexuales, etc.), excepto la melatonina, se producen por la mañana. El metabolismo también está condicionado genéticamente para que se active durante el día. El hígado debe desarrollar la función de laboratorio del cuerpo: metabólicamente activo durante el día y con función detoxificadora durante la noche. Sin embargo, en España no vivimos acorde con nuestro ritmo biológico, ya que con frecuencia no se desayuna al levantarse, sino a veces pasadas dos o tres horas, o no ingerimos nada en toda la mañana. Recordando lo que mencionamos en el capítulo anterior, en condiciones de ayuno, cuando la insulina está baja, el músculo capta muy poca glucosa, ya que el sistema nervioso central se vuelve el más importante consumidor de glucosa sanguínea. Por eso es necesario desayunar bien y no pasar muchas horas sin alimento. Cuando la glucosa circulante se incrementa, el músculo vuelve a ser el consumidor más importante.

> El alimento que se ingiere en el desayuno es el más importante del día. Te da la energía necesaria para afrontar tus actividades cotidianas.

Por otra parte, el desayuno típico español es café con leche y pan con aceite, con o sin tomate agregado, lo que cubre la necesidad de glucosa, pero no se consumen proteínas, como sí se hace en el resto de los países desarrollados o en vías de desarrollo. La proteína en el desayuno es muy relevante, porque cumple dos funciones: la primera y más importante es que para la producción de hormonas y de todas las reacciones químicas que requiere el metabolismo se necesitan proteínas, por lo que, si no las comemos, nuestro hígado cogerá músculo para utilizarlo en estas funciones y así iremos perdiendo masa muscular y favoreciendo la formación de grasa. En segundo lugar, la saciedad se inicia con el desayuno; pero como mencionamos anteriormente, la que inicia el proceso de saciedad es la proteína, por lo que, si no la tomas en el desayuno, tendrás hambre en la tarde-noche.

Al ser diurnos, genéticamente estamos diseñados para que la mayor actividad física y metabólica sea de día, lo cual implica que el alimento más importante del día debe ser el desayuno, seguido de una comida regular y acabando con una cena muy ligera, pero, contrariamente a nuestra biología, en España se hace al contrario: se desayuna poco o nada y muy deprisa, y se cena mucho y muy tarde, y esto es un factor muy importante que favorece la obesidad y el síndrome metabólico, ya que forzamos a nuestro hígado a trabajar cuando debería tener otras funciones. La cena es el alimento que más engorda, porque después de cenar nos vamos al sillón o a la cama y ya no hacemos ninguna actividad física, con lo cual no gastamos; así, nos despertamos saciados, cansados y sin energía.

> Evita el hambre por la tarde-noche desayunando proteína al levantarte.

) CUANDO NO COMER ENGORDA

Muchas veces por no engordar nos saltamos el desayuno o la meriendas. Como señalamos antes, el desayuno es indispensable para la salud y para evitar engordar. Cuando no desayunamos, el hígado toma una parte del músculo para formar glucosa, esta estimula el páncreas para que produzca insulina y esta hace que se fabrique grasa, y entonces engordamos porque cambiamos músculo por grasa. Es la insulina la que realmente gobierna el metabolismo, y no solo el de la glucosa, sino también el de las grasas: si está alta, se fabrica grasa; si está baja, se consume grasa.

CONSEJO

- Desayuna tan pronto como te levantes e incluye proteínas: protegerás tus músculos y tendrás más saciedad a lo largo del día. Si amaneces con el estómago «cerrado» y no te apetece desayunar porque «no te entra nada», prueba a cenar muy ligero y sin incluir grasa, para que tu hígado descanse, detoxifique y te levantes con hambre.

Lo mismo pasa cuando hacemos ejercicio en ayunas, que, en vez de ayudarnos a perder peso, nos engorda porque se produce una bajada de azúcar, formación de nueva glucosa por parte del hígado, producción de insulina y creación de grasas. Lo mismo sucede cuando hacemos ejercicio después de muchas horas de haber comido o simplemente cuando pasamos muchas horas sin comer. Por ello, el no comer engorda. Si estamos en huelga de hambre y no comemos nada, perderemos grasa y músculo hasta enfermar y morir, pero si estamos toda la mañana sin tomar alimento, cuando comemos algo de comida, esta se asimilará y se aprovechará más en la fabricación de grasa. Recordemos que la función de la grasa es la supervivencia y nuestros genes no saben si estamos en España y aquí no se acostumbra a comer nada durante la mañana, hubo un desastre natural y se acabó la comida, o es que va a venir el enemigo a luchar y estamos guardando provisiones. Por eso hay que comer poca cantidad y con mucha frecuencia. De esta manera evitaremos hipoglucemias (subclínicas, lo que significa que apenas se notan), seguidas de picos de insulina que fabrican grasa.

> Comer al menos cinco veces al día asegura mayor energía y es beneficioso para tu salud y tu bienestar.

Si mantenemos los niveles más o menos constantes, sin fluctuaciones importantes, evitaremos engordar, y si además comemos algo ligero y con frecuencia, aumentará nuestro gasto de energía (kilocalorías) por el efecto termogénico del alimento, lo que también nos ayudará a mantenernos sin engordar.

RECUERDA: Si la insulina está alta, se formará grasa, y si está baja, se quemará grasa.

⟩ CUANDO NO DORMIR ENGORDA

Dormir bien es esencial para tener energía al día siguiente y las ideas claras y firmes; sin embargo, por mil razones, cada vez dormimos menos y peor. En primer lugar, el estrés cotidiano que implican el tráfico, los problemas laborales o familiares, las preocupaciones económicas, políticas y sociales, etc. nos llevan a un sueño de mala calidad. Por otro lado, los medios de comunicación también son responsables de que nos acostemos tarde, a pesar de levantarnos temprano, ya que los buenos programas, series o películas se programan a altas horas, lo que nos roba tiempo de sueño. Además, los dispositivos electrónicos como los ordenadores, tabletas y teléfonos móviles también nos quitan horas de sueño, ya que está demostrado que la luz de las pantallas estimula el cerebro y produce falta de inducción al sueño. Pero ¿el sueño está relacionado con nuestra composición corporal?

No dormir bien o dormir poco nos hace engordar.

Durante el sueño y primordialmente en los periodos de sueño REM (sueño profundo con movimientos oculares rápidos y sin movilidad corporal, pero con mucha activación cerebral), se llevan a cabo intercambios entre hormonas y neurotransmisores al nivel del hipotálamo. Hay una «comunicación» entre la insulina, la leptina y otras sustancias que se encuentran involucradas en los centros que regulan la conducta alimentaria. Si esta interacción no se lleva a cabo, no habrá saciedad, sino mayor apetito. Además, disminuirá el gasto metabólico, por lo que se formará más grasa.

Por eso, aquellos que trabajan de noche o quienes realizan turnos cambiantes o rotatorios tienen mayor riesgo de engordar, ya que la alteración del ritmo circadiano y los cambios en la cantidad y calidad del sueño hacen que tengan alterados los centros del hambre/saciedad y el de comida por recompensa.

CONSEJO

- Si no quieres engordar y tener más apetito, procura dormir al menos ocho horas y que el sueño sea profundo y reparador.

) EL PAPEL DE LAS BACTERIAS INTESTINALES EN LA REGULACIÓN DEL PESO CORPORAL

Las nuevas líneas de investigación sobre los microbios han demostrado el importante papel que desempeña la microbiota intestinal en el desarrollo de la obesidad y de los trastornos metabólicos. Tenemos más bacterias en el intestino que células en nuestro cuerpo, y el ADN de estas es más cuantioso que el nuestro, por lo que es impensable que no interaccionen con nosotros. Existen muchos tipos de bacterias que habitan en nuestros intestinos y las diferencias en su composición pueden tener efectos diversos sobre el metabolismo. Se ha demostrado que las personas obesas y delgadas tienen un perfil de composición diferente de la microbiota: en aquellas con obesidad, las bacterias intestinales tienen una mayor capacidad para proporcionar sustancias que pueden activar las vías metabólicas que forman grasa. Además, los microorganismos también pueden influir en la acumulación de triglicéridos en el tejido adiposo y alterar la permeabilidad intestinal, lo que permite la entrada de toxinas, que están relacionadas con la inducción de la inflamación y la resistencia a la insulina.

Tenemos más bacterias en el intestino que células en nuestro cuerpo, y el ADN de las bacterias es más cuantioso que el nuestro.

Por otra parte, estudios científicos demuestran que los componentes de la dieta pueden modular la microbiota intestinal, por lo que los ácidos grasos, los hidratos de carbono, los micronutrientes, los prebióticos y los probióticos pueden influir, a través de ella, en el desarrollo de la obesidad. De esta manera, los microbios pueden convertir los nutrientes que consumimos en varios compuestos activos que, a su vez, pueden afectar a los estados de salud y enfermedad tanto de la persona como de la propia microbiota intestinal.

Existen muchas formulaciones de probióticos que podemos conseguir en la farmacia o el herbolario con el fin de corregir estas alteraciones; sin embargo, no todas sirven. La mayoría de ellas se utilizan después del uso de antibióticos y están más relacionadas con los bacilos lácticos o bifidobacterias que influyen en el sistema inmune o para regular el pH (grado de acidez). Diversos estudios han determinado cuáles son las bacterias más vinculadas con la obesidad (aumento de *Firmicutes* y disminución de *Bacteroidetes*), y ya existen tratamientos específicos que regulan las discrepancias de estos dos tipos de bacterias y que están utilizándose con éxito como coadyuvantes al tratamiento de la obesidad.

CONSEJO

• Después de una gastroenteritis o tras tomar antibióticos, debes restablecer tu flora bacteriana, para lo que existen tratamientos que regulan la microbiota asociada a la obesidad y te ayudarán a adelgazar más rápido y a no recuperar lo perdido.

⟩ MECANISMOS DE CONTROL DEL HAMBRE Y LA SACIEDAD

Ya comentamos en el capítulo 2 los tipos de hambre y algo sobre la saciedad, pero después de haber leído cómo funciona la grasa y la participación de los genes, relataremos ahora, con un poco más de profundidad, la complejidad de estos mecanismos para que, al entenderlos, te sea más fácil controlarte. El primer mecanismo que rige el hambre y la saciedad se encuentra en una parte del cerebro conocida como «hipotálamo», que es un área muy antigua que se ha mantenido casi sin cambios durante la evolución. Allí, en el hipotálamo, existen dos centros: el primero se llama «centro del hambre/saciedad» y el segundo es conocido como el «centro de comida por recompensa».

El primer centro está regulado por un gen llamado FTO; el hambre se inicia cuando bajan los niveles de glucosa en el interior de las células y por esta razón nos impulsa a comer alimentos calóricamente densos: azúcares y grasas. La saciedad se pone en marcha cuando llegan a este centro algunos aminoácidos que forman parte de las proteínas. Por eso es muy importante desayunar proteínas, como señalamos anteriormente, y entre ellas el huevo es la que tiene una mayor capacidad saciante por la riqueza de esos aminoácidos; no en balde se desayunan huevos en muchos países del mundo. Como hemos dicho, y lo repetiremos hasta que te convenzas, el hambre de la tarde-noche la quita la proteína del desayuno.

El segundo centro de control se encuentra en el estómago, el que, cuando se distiende poco a poco por comer despacio, produce una sustancia llamada «obestatina», que le dice al cerebro que ya comió suficiente. Se produce aproximadamente a los 20 minutos de haber iniciado la ingesta, pero si se come muy rápido y el estómago se dilata bruscamente, entonces la sustancia que se produce es la ghrelina, que vacía el estómago y aumenta el apetito. Por ello es muy importante comer despacio y masticar bien.

Por otra parte, ya hemos hablado con anterioridad del segundo centro del hipotálamo, el de comida por recompensa: es el que nos hace comer para celebrar, para agasajar o cuando estamos tristes o enfadados, etc. Este centro se encuentra al lado del centro de las adicciones y comparten la misma vía neurológica, la endocannabinoide, y el gen que la coordina se llama POMC (propiomelanocortina). Estos nombres nos recuerdan a las adicciones y por qué en algunas personas la comida es una verdadera adicción, sobre todo por el azúcar.

Tanto los factores genéticos como los ambientales (alimentación, ejercicio, microbiota, etc.) influyen en el control de la conducta alimentaria.

De hecho, la presencia de este centro nos ha permitido domar y adiestrar a los animales. Es típico premiar a los caballos de carreras con terrones de azúcar o darles a los perros que detectan droga o explosivos galletas con azúcar. También nosotros acostumbramos a nuestros hijos al azúcar cuando les damos chuches. Es más sabroso comer algo dulce que una proteína, con lo cual nuestra dieta empieza a desequilibrarse en favor de los hidratos. Recordemos que tenemos genes ancestrales que metabolizan mal los azúcares refinados y rápidamente los transforman en grasa. También la comida por atracones está ligada a este centro.

El cerebro produce otras sustancias químicas (neuropéptidos) que también se han relacionado con el proceso de regulación de la ingesta y del comportamiento asociado a la ansiedad. Incluso algunas de estas sustancias, como la BDNF, se han vinculado también con el ahorro de energía y la obesidad, sobre todo en las mujeres.

Con todo lo que hemos analizado en este capítulo podemos concluir que los mecanismos que controlan nuestra conducta alimentaria son muy complejos y que no siempre está en nuestra voluntad el no comer. Debemos entender la obesidad como una enfermedad crónica en la que intervienen tanto factores genéticos como ambientales y no menospreciar a quienes no pueden controlar con facilidad sus impulsos por comer.

CONSEJO

• Hay que comer despacio para que el estómago produzca sustancias saciantes.

LA OBESIDAD: UN PROBLEMA DE SALUD

) OBESIDAD: UN PROBLEMA DE SALUD

Un gran número de condiciones médicas se han asociado con la obesidad y el incremento de la grasa corporal: artrosis, apnea del sueño, diabetes, cáncer, enfermedades cardiovasculares, hipertensión arterial, ictus, niveles altos de colesterol y de triglicéridos en la sangre, hígado graso, etc. Las personas con obesidad pueden tener resistencia a la insulina, lo que implica un mal metabolismo del azúcar en particular y de los hidratos de carbono en general. También presentan inflamación crónica de bajo grado en la grasa y una tendencia a la trombosis (estado protrombótico). La obesidad central (visceral) es también un factor de riesgo importante para el síndrome metabólico y sus complicaciones.

Además, la obesidad se ha asociado a otras dolencias, como insuficiencia cardíaca congestiva, corazón aumentado de tamaño y las arritmias y mareos asociados, cor pulmonar, varices y embolismo pulmonar; síndrome de ovario poliquístico, desórdenes menstruales e infertilidad; enfermedad de reflujo gastroesofágico, colelitiasis y hernia; linfedema y celulitis, entre otras.

Aunque la obesidad es una condición clínica individual, se ha convertido en un serio problema de salud pública que va en aumento. Inicialmente se diagnostica por el IMC y se clasifica en:

- Grado 1 o leve: IMC de 30 a 34,9
- Grado 2: IMC de 35 a 39,9
- Obesidad mórbida: IMC de 40 a 49,9 y
- Obsesidad supermórbida: IMC >50

) EPIDEMIA DEL SIGLO XXI

Actualmente, la obesidad está considerada como un problema de salud pública, y la Organización Mundial de la Salud (OMS) la considera como la epidemia del siglo XXI, pues ha alcanzado proporciones epidémicas a nivel mundial. Antes se creía que se hataba de un problema restringido a los países de altos ingresos, pero en la actualidad la obesidad también es prevalente en los países de ingresos bajos y medios. Hasta la fecha, existen en el mundo más de 1.000 millones de adultos con sobrepeso, y al menos 300 millones de ellos son obesos. Afecta a prácticamente todas las edades y grupos socioeconómicos de países ricos y pobres, cuyas características comprenden dimensiones sociales y psicológicas de abordaje complejo. Algunos estudios epidemiológicos demuestran que el exceso ponderal global (sobrepeso y obesidad) tiene una prevalencia en España del 59 % para los varones y del 47 % para las mujeres (1 de cada 3 españoles tiene exceso de peso).

Existen importantes diferencias en la magnitud del aumento de la prevalencia de la obesidad entre unos grupos de población y otros, y es bien conocido que, aunque el mayor incremento relativo ocurre en los individuos con un menor nivel socioeconómico o en las edades medias de la vida, la obesidad afecta a todos los grupos sociodemográficos. Esta enorme generalización de la epidemia, que no parece reconocer límites ni geográficos ni sociodemográficos, ha hecho que las investigaciones sobre los factores poblacionales responsables de

tan llamativos cambios se centren sobre algunas de las condiciones sociales y económicas que imperan en las sociedades actuales.

───────────

La obesidad es la epidemia del siglo XXI.

───────────

La OMS la define la obesidad como «el exceso de grasa que es nocivo para la salud». Constituye una enfermedad crónica, compleja y potencialmente mortal de difícil tratamiento y, como todas las enfermedades crónicas, de origen multifactorial. Presenta gran variabilidad clínica y la respuesta al tratamiento es también muy variable, pero se puede prevenir si se toman las medidas adecuadas antes de que se desarrolle. Como señalamos en el capítulo 3, se considera sobrepeso si existe del 22 al 25 % de tejido graso en el hombre y del 31 al 33 % en la mujer, y se diagnostica obesidad si el porcentaje de grasa es >25 % en hombres y >33 % en mujeres.

Con anterioridad, la OMS definía como obesidad al índice de masa igual o superior a 30 kg/m^2, pero ya discutimos que no es útil en todos los casos. Sin embargo, conforme aumenta el conocimiento de las funciones de la grasa, se utiliza el porcentaje de esta como indicador de obesidad. Se considera obesidad un perímetro abdominal en hombres mayor o igual a 102 cm y en mujeres mayor o igual a 88 cm.

La obesidad es una enfermedad muy compleja, pero se puede prevenir y controlar.

Las consecuencias sobre la salud, la economía y los aspectos psicosociales producidos por el incremento de la incidencia de obesidad son de una envergadura extraordinaria. Esta enfermedad está asociada con numerosas complicaciones médicas, que van desde situaciones de deterioro corporal como la artrosis hasta vivir con la amenaza de las enfermedades crónicas como las cardiovasculares, la diabetes tipo 2 y ciertos tipos de cánceres. Las consecuencias psicosociales derivadas de la obesidad pueden oscilar entre la disminución de la autoestima hasta la depresión clínica. Recientemente, se ha estimado que entre el 2 y el 8 % del gasto sanitario total en los países desarrollados, lo que en nuestro país representa unos 2.500 millones de euros anuales, son atribuibles a la obesidad y sus complicaciones. Cada año, como mínimo 2,8 millones de adultos fallecen por las consecuencias sobre la salud del sobrepeso o la obesidad. Asimismo son responsables de entre el 7 y el 41 % de ciertos tipos de cáncer, el 23 % de los casos de cardiopatía isquémica y el 44 % de los de diabetes, la cual afecta actualmente a 347 millones de personas en todo el mundo.

RECUERDA: La obesidad está asociada a numerosas complicaciones médicas, que van desde situaciones de deterioro corporal como la artrosis hasta vivir con la amenaza de las enfermedades crónicas como las cardiovasculares, la diabetes tipo 2 y ciertos tipos de cánceres.

Por otra parte, la obesidad infantil es uno de los problemas de salud pública más graves del siglo XXI. El problema es mundial y está afectando progresivamente a muchos países de bajos y medianos ingresos, sobre todo en el medio urbano. La prevalencia ha aumentado a un ritmo alarmante. Se calcula que en 2010 había 42 millones de niños con sobrepeso en todo el mundo, de los que cerca de 35 millones viven en países en desarrollo.

Los niños obesos y con sobrepeso tienden a seguir siendo obesos en la edad adulta y tienen más probabilidades de padecer, a edades más tempranas, enfermedades no transmisibles como la diabetes y los trastornos cardiovasculares. El sobrepeso, la obesidad y las enfermedades asociadas son, en gran medida, prevenibles. Por consiguiente, hay que dar una gran prioridad a la prevención de la obesidad infantil.

CONSEJO

- Para prevenir la obesidad infantil aprende tú a comer, que los niños hacen lo que ven y no lo que se les dice.

) CAUSAS DE LA OBESIDAD: ENFERMEDAD COMPLEJA

En un intento de simplificar la complejidad del problema, se clasificó el tipo de obesidad en obesidad central, androide o en manzana, y obesidad periférica, ginoide o en pera, como se mencionó en capítulos anteriores. Según su origen podemos considerarla:

Obesidad exógena: la obesidad debida a un régimen alimenticio inadecuado en conjunción con una escasa actividad física.

Obesidad endógena: la que tiene por causa alteraciones metabólicas. Dentro de las causas endógenas, se habla de «obesidad endocrina» cuando está provocada por la disfunción de alguna glándula endocrina, como la tiroides (obesidad hipotiroidea) o la suprarrenal, por deficiencia de hormonas sexuales, como es el caso de la obesidad gonadal, y en la menopausia, entre otras.

Sin embargo, en la mayoría de los casos sus causas son múltiples y la mejor forma de entenderlas es, como en todas las enfermedades crónicas, teniendo en cuenta un genotipo predisponente y factores ambientales que modulan la expresión de los genes, lo que se conoce como «herencia multifactorial».

Entre los factores que están implicados en su causa se encuentran los genéticos, los socioeconómicos, los psicológicos, los culturales, etc.

En algunos países desarrollados como Estados Unidos, se han relacionado más los factores socioeconómicos, ya que la obesidad es más del doble entre las mujeres de nivel socioeconómico bajo que entre las de nivel más alto. Aunque el motivo no se entiende por completo, se supone que las medidas contra la obesidad aumentan con el incremento del nivel social, posiblemente porque se dispone de más tiempo y recursos para hacer dietas y ejercicios. En los hombres también se han encontrado estas diferencias: mayor obesidad entre los que tenían ingresos bajos, lo que se asocia a un bajo nivel de educación y a una tendencia a depender de comidas rápidas y baratas.

Existen factores socioeconómicos, sociales y psicológicos que favorecen la obesidad.

También en Estados Unidos se analizaron los factores sociales y los estudios demuestran que la asociación de obesidad es mayor entre amigos y menor entre hermanos y parejas, lo que puede interpretarse por el hecho de compartir aficiones. En España ya hemos hablado de las celebraciones y las presiones sociales: los amigos van juntos a tomar tapas y cervezas, y son los que muchas veces nos incitan a comer con frases del tipo: «un día es un día», «por un día no te va a pasar nada», «¿cómo no vas a probarlo?».

Por último, están los factores psicológicos, que durante un tiempo fueron considerados como una importante causa de la obesidad. Uno de los tipos de trastorno emocional, la imagen negativa del cuerpo, es un problema grave para muchas mujeres jóvenes obesas. Ello conduce a una inseguridad extrema y malestar en ciertas situaciones sociales, y se vuelve un círculo vicioso: como no se aceptan, se refugian en la comida, engordan más y tienen cada vez peor concepto de sí mismas, y así se llega hasta situaciones muy graves, que precisan de ayuda y apoyo psicológico. Al no poder controlar su ansiedad por la comida, sienten que no podrán controlar nada más y pierden cada vez más autoestima hasta caer en cuadros depresivos graves.

Uno de los problemas más importantes a los que se enfrenta una persona obesa es al concepto que los demás, incluyendo muchos médicos, incluso especialistas, tienen: «está gorda porque quiere». Estoy segura de que nadie quiere tener obesidad. Sin embargo, solo les dicen: come menos y camina o muévete más, «menos plato y más zapato». Y esto es muy simplista. La obesidad tiene factores que uno no puede controlar, pues no dependen de la fuerza de voluntad. La obesidad es una enfermedad, aunque muchos no lo sepan, y como tal hay que tratarla.

CONSEJO

- Cuando un amigo o familiar no quiera comer más o probar algo, no insistas, pues puedes favorecer inconscientemente la obesidad.

⟩ GENÉTICA O AMBIENTE

Ya hemos visto que hay factores ambientales que predisponen o desencadenan la obesidad, pero la mejor forma de entender la actual epidemia es la evolución y la selección natural. La evolución se ha llevado a cabo por la interacción de los genes y el ambiente. La mutación y la selección natural han conferido una ventaja selectiva: supervivencia del más fuerte o del mejor adaptado. Por lo tanto, existe prevalencia del genotipo orientado al ahorro de energía: el acúmulo de energía fue primordial para la supervivencia. La capacidad eficiente de mantener el tejido adiposo ha sido una ventaja adaptativa. La grasa ha servido, además, de aislamiento térmico y protección contra las agresiones del medio ambiente (amortigua los golpes, caídas, etc.). Hemos recibido genes ancestrales que han permitido la supervivencia de la especie humana en épocas de hambruna o de escasez de alimentos. Como hemos apuntado ya, estos genes se conocen como «genes ahorradores», ya que su función es economizar energía en forma de grasa, y su efecto es acumulativo.

La ventaja evolutiva se ha transformado en mala adaptación = enfermedad. Ha sido necesario desarrollar resistencia a la insulina para mantener los niveles de glucosa cuando no había alimento suficiente. En la actualidad, esta resistencia a la insulina se ha transformado en diabetes ante la abundancia de alimentos. También se ha desarrollado resistencia a la leptina para poder «comer más» cuando hubiese alimento, lo que se ha traducido en un incremento del apetito y una disminución de la saciedad.

La civilización, el desarrollo tecnológico y la vida sedentaria han modificado nuestras necesidades energéticas. El acceso a alimentos calóricamente densos ha favorecido la acumulación de grasa. La evolución ha llevado muchos miles (millones) de años y el desarrollo tecnológico solamente décadas. El desfase entre evolución/desarrollo ha ocasionado la epidemia de diabesidad.

La OMS acuñó el término de *diabesidad* porque aúna las dos enfermedades más prevalentes, obesidad y diabetes: el

86 % de los pacientes con diabetes tipo 2 (DM2) tienen sobrepeso u obesidad, y esta aumenta entre 3 y 7 veces el riesgo de desarrollar DM2. A mayor exceso de peso, mayor riesgo de DM2; por eso sugiere que el tratamiento de la obesidad y de la diabetes no pueden contemplarse de forma aislada.

En el esquema de las páginas 123-124 se observa cómo se interrelacionan los factores genéticos y ambientales en el origen de la obesidad:

Como mencionamos antes, existen cambios en la secuencia de los genes menores que intervienen en el metabolismo, llamados «polimorfismos», y los genes que los poseen son los genes ahorradores. Hasta la fecha se han descrito más de 180 polimorfismos ahorradores, pero su frecuencia es muy variable y depende de la población estudiada. Todos tenemos algún gen ahorrador, pero el estudio genético nos permite ponderar la carga genética en relación con los factores ambientales. Aunque pensemos que la relación genes/medio ambiente es igual, casi nunca participan al 50 %: a veces la carga genética es muy alta (80 %) y la participación del ambiente es baja (20 %), o, al contrario, la carga genética es baja y la alteración ambiental, alta. Además, el estudio genético nos permite reconocer los mecanismos de producción de la obesidad en cada caso, si hay problemas en el control del apetito, falta de saciedad, el metabolismo basal es muy bajo o hay genes que favorezcan la resistencia a la insulina, etc., como veremos más adelante.

Todas las características normales (estatura, peso, talla, inteligencia, niveles de glucosa, colesterol, etc.) se llaman «normales» porque los valores se distribuyen en la población siguiendo una curva normal o de campana de Gauss, donde el valor promedio de esa característica (por ejemplo, la estatura de los hombres en promedio es de 1,70 m) se coloca en la parte central de la curva, y a partir de ese punto los valores se distribuyen alrededor de dicho promedio, hacia ambos lados, según su frecuencia en la población. La frecuencia de los valores va disminuyendo hasta que en los extremos de la curva quedan las cifras que se observan con menos frecuencia (por ejemplo, 155 cm a la izquierda del promedio y 195 cm a la derecha del promedio). Esta es una forma estadística de distribución de los distintos valores en la población (véase la figura de la pág. 127). Es una curva de frecuencias de una característica normal, como en el caso que nos ocupa, el peso, donde el 68,26 % de la población está alrededor del promedio (μ) +/-, una desviación estándar (μ).

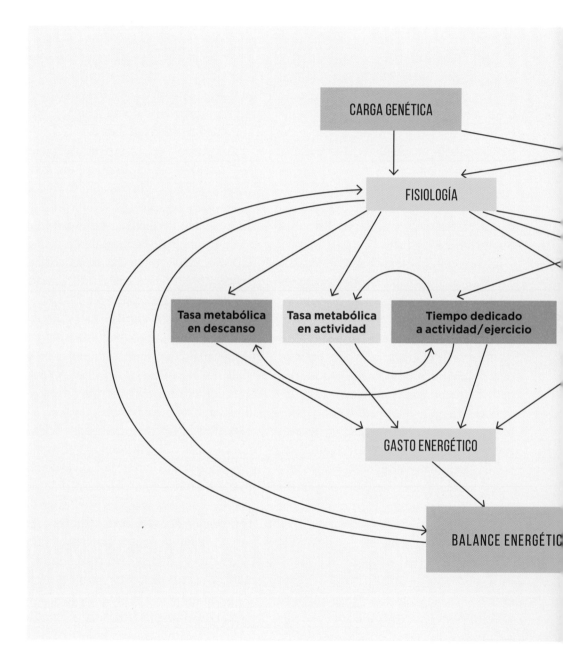

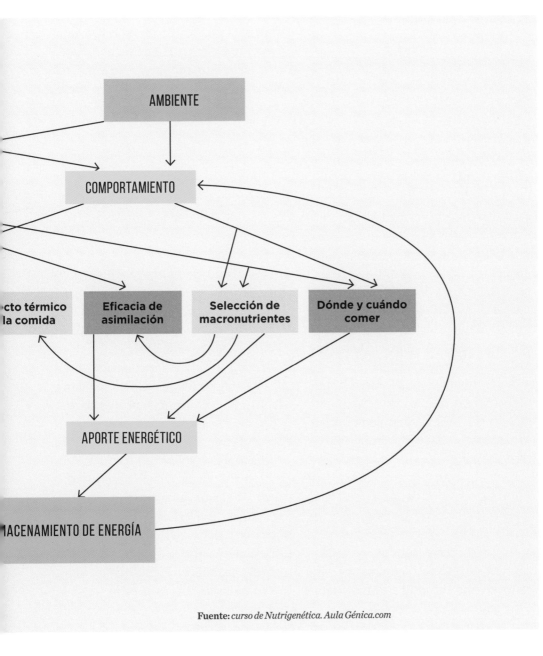

Fuente: *curso de Nutrigenética. Aula Génica.com*

Los genes ahorradores son genes menores que suman sus efectos e interaccionan con el medio ambiente.

Los polimorfismos, en general, son los responsables de estas variaciones interindividuales, confieren susceptibilidad a las diversas enfermedades y su conocimiento permite realizar medicina predictiva y preventiva al reconocer la población en riesgo.

Los genes nos colocan en el percentil (o desviación estándar) correspondiente (por ejemplo, cuanto mayor número de genes, más a la derecha de la curva), pero son los factores ambientales los que determinan el sitio exacto donde nos encontramos en la curva. Así, a mayor carga genética, la obesidad se inicia más temprano en la vida: en la niñez o en la adolescencia es más grave, responde peor al tratamiento y es menos frecuente. La obesidad de grado 1 es más frecuente que la mórbida (grado 3).

Los factores medioambientales pueden ser presentes o pasados, pues muchos tienen efecto acumulativo. Se reconocen tres ambientes: el macroambiente, que un grupo de población comparte; el matroambiente, que ocurre en el vientre materno durante la gestación y que comparten los gemelos y mellizos; y el microambiente, que es único e irrepetible para cada individuo y para cada célula.

Cada uno de los genes de una persona obesa contribuye en un determinado porcentaje y a un nivel diferente.

Cada uno de estos genes participa modificando en mayor o menor medida la actividad de la proteína que codifica; así, el efecto final se debe a la suma de todos los genes involucrados.

También están involucrados mecanismos neurobiológicos. Ya hablamos de las múltiples funciones que tiene la grasa y que cuando esta aumenta, ya sea por incremento del número de células (hiperplasia) o sobre todo por aumento del tamaño de las células (hipertrofia), se vuelve disfuncional y los mecanismos de control se alteran: disminuye la producción y actividad de muchas de las hormonas o péptidos bioactivos que regulan el metabolismo, tanto de los hidratos como de la grasa, lo que altera a su vez la expresión de algunos genes. Eso se conoce como «control epigenético».

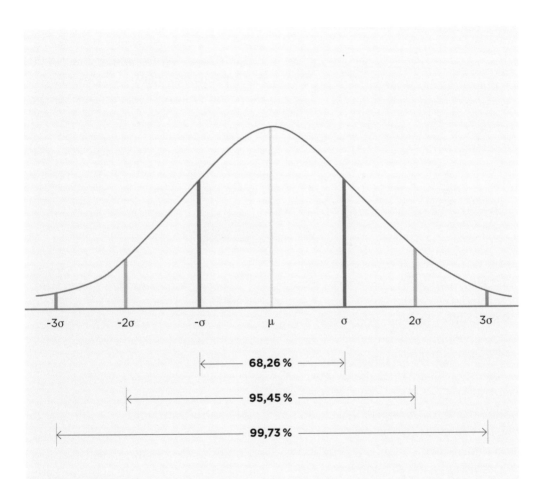

Fuente: *Bailar JC III. «Some uses of statistical thinking». En:* Bailar JC III, *Mostoller F. (eds.).*
Medical uses of statistics. Boston: N Engl J Med Books, 1992; p. 25-57.

RECUERDA: La presencia de genes ahorradores permitió la supervivencia de la humanidad en épocas de hambruna, pero ante el actual exceso de alimentos han condicionado una enfermedad: la obesidad.

) INFLAMACIÓN DE LA GRASA

Como vimos antes, la grasa es un tejido endocrino complejo, metabólicamente muy activo, entre cuyas funciones destaca una influencia directa sobre el proceso inflamatorio. En entre el 70 y el 80 % de los individuos obesos se produce una reacción inflamatoria crónica de bajo grado o lipoinflamación. Esta inflamación no es visible desde fuera, pero está directamente relacionada con el desarrollo de la obesidad y la tendencia a recuperar el peso perdido tras terminar una dieta. Se produce como consecuencia del aumento de tamaño de las células grasas. En estas células, la membrana se tensa más y falta el oxígeno (hipoxia), lo que envía señales a las células del tejido linfático (tejido de defensa), y los macrófagos (células especializadas en la defensa celular) invaden la grasa. Tanto los adipocitos como los macrófagos producen sustancias proinflamatorias. Todas las hormonas de nuestro cuerpo son como llaves que abren diversas cerraduras que están en las células a las que puede afectar esa hormona. Así, la insulina es una llave y la cerradura es su receptor; si se altera este receptor, disminuye la sensibilidad a la insulina en el tejido afectado.

CONSEJO

- Deberíamos consumir por lo menos 100-150 g de pescado azul 2 o 3 veces por semana y diariamente una cucharada de aceite de lino/linaza. Si no es posible, tenemos que ingerirlo en forma de suplemento, en cápsulas.

El antiinflamatorio natural es el DHA, el producto activo que se produce al metabolizar el ácido graso omega 3. Este ácido graso es esencial, lo que quiere decir que no lo producimos, sino que tenemos que adquirirlo de nuestra alimentación. El 90 % del total debería provenir del pescado azul, y solo el 10 % de productos vegetales como el aguacate, los frutos secos o el aceite de oliva. La dieta mediterránea incluye el pescado azul, pero lo cierto es que cada vez consumimos menos y este cada vez come menos algas, pues muchos se crían en piscifactorías, alimentados con pienso, por lo que poseen poco omega 3. Por otra parte, las células hipertróficas son disfuncionales, es decir, no pueden transformar el omega 3 en su producto activo DHA, por lo que no pueden resolver la lipoinflamación. Por ello, es necesario administrar este producto de forma externa para evitar que el paciente obeso vuelva a ganar el peso perdido tras cualquier tratamiento que haya recibido. Los nuevos conocimientos científicos sobre la lipoinflamación explican por qué han fracasado los tratamientos tradicionales de la obesidad.

La lipoinflamación altera el metabolismo de los hidratos y hace que la grasa aumente, aunque no comamos más.

CONSEJO

- Si tienes obesidad, hazte un estudio genético, que te ayudará a entender los mecanismos que en tu caso la han producido; tu médico podrá prescibirte una dieta, ejercicio y medicación acordes con tus genes.

ASPECTOS CULTURALES QUE HAN FAVORECIDO LA OBESIDAD

En varias culturas, la obesidad estuvo asociada con el atractivo físico, la fuerza y la fertilidad. Algunos objetos muy antiguos, como las estatuillas de Venus, representan una figura femenina obesa. Aunque su significado no está del todo probado, el amplio uso que de ellas hicieron todas las culturas prehistóricas mediterráneas y europeas sugiere un papel central para la forma femenina obesa, probablemente por su habilidad para lidiar fácilmente con niños y sobrevivir a las hambrunas. Más adelante, la obesidad se consideró un símbolo de riqueza y estrato social en culturas propensas a la escasez de comida o las hambrunas. En el período moderno temprano, en las sociedades europeas, cuando había cierta seguridad alimentaria, sirvió más como una muestra visible de lujuria por la vida, apetito e inmersión en el reino de lo erótico, como muestran las pinturas de Rubens (1577-1640), quien representaba regularmente a mujeres obesas. La obesidad también puede verse como un símbolo dentro de un sistema de prestigio. «El tipo de comida, la cantidad y la manera en la cual está servida están entre los criterios importantes de clase social. Con la creciente diversidad de elementos, la comida se ha convertido no solamente en un asunto de estatus social, sino también en una marca de la personalidad y el gusto individual». *Fuente: obesidadycuerpo. wordpress.com/2011/05/08/la-obesidad-en-la-historia.*

En cambio, en las culturas occidentales modernas, al obeso se le considera como poco atractivo y está comúnmente asociado con muchos estereotipos negativos. Los niños, adolescentes y adultos obesos también pueden sufrir un estigma social. Los niños obesos son, con frecuencia, el blanco de burlas y de rechazo por parte de sus compañeros. Aunque las tasas de obesidad están incrementándose entre todas las clases sociales en el mundo occidental, la obesidad se asocia normalmente a un estatus socioeconómico bajo.

La mayoría de las personas obesas han experimentado pensamientos negativos acerca de su imagen corporal, y algunas de ellas toman medidas drásticas para tratar de cambiar su cuerpo, incluyendo la dieta, el uso de medicamentos o incluso la cirugía. No todas las culturas contemporáneas desaprueban la obesidad, como algunas culturas africanas, árabes hindúes o de las islas del Pacífico. En especial en décadas recientes, la obesidad ha comenzado a ser vista más como una condición médica. Recientemente ha emergido un movimiento de aceptación de la gordura que ha iniciado un litigio para defender los derechos de las personas obesas y para prevenir su exclusión social.

) VIVIR PARA COMER Y NO COMER PARA VIVIR

Como ya mencioné en capítulos anteriores, en la actualidad vivimos un alto nivel de estrés, siempre con prisa y sin tiempo para nada. No paramos ni a comer. Salimos por la mañana deprisa sin apenas comer nada, agobiados por los problemas cotidianos, y cuando llegamos a casa por la noche tenemos un hambre terrible, que muchas veces confundimos con ansiedad y que se une al apetito o ganas de comer (recompensa). Por tanto, nos premiamos con comida, con una cena abundante, muchas veces solo a base de fiambres y quesos, pues estamos tan cansados que no nos apetece cocinar y optamos por lo rápido y fácil. O buscamos el dulce, el chocolate, los postres. Los fines de semana nos agasajamos saliendo a comer y cenar fuera. Como decíamos, todo lo celebramos con comida y bebida, e incluso cuando salimos de vacaciones a veces pensamos más en lo que vamos a comer que en otra cosa; tanto que existe el turismo gastronómico, en el que la comida es el centro del viaje.

La mayoría de las veces, cuando comemos o cenamos no pensamos en los nutrientes que contiene el plato, sino en que esté sabroso, en que sea agradable a la vista y en que cumpla nuestras apetencias, que, por supuesto, son diferentes para cada persona. Como ya hemos dicho, comer bien es signo de estatus, de abundancia, de buen vivir, y en los tiempos que corren todos queremos vivir bien, y eso pasa por darnos el placer de comer bien y mucho.

_____

Hay que comer para vivir, es decir, nutrirse, y no vivir para comer, esto es, premiarse.

_____

Ya señalamos lo que la comida significa: amor, afecto, amistad, pero si no ponemos freno y seguimos comiendo sin orden ni concierto, terminaremos irremediablemente en el sobrepeso o la obesidad, pues, como ya explicamos, los alimentos más sabrosos son los más ricos en calorías (grasas y azúcares). Tenemos que hacer un alto en el camino ante esta epidemia de obesidad, sobre todo infantil, y pensar que debemos comer con más mesura y nutrirnos, pues la alimentación de la infancia y la juventud determina la calidad de vida que tendremos en la madurez y en la senectud.

CONSEJO

- Al final del día no te premies comiendo y bebiendo. Busca otras recompensas placenteras que te hagan sentir bien (una ducha caliente, masajes con aceites aromáticos, escuchar música, aromaterapia, etc.).

Aprendamos a comer, veamos qué es lo que no está correcto y mejoremos nuestros hábitos para luchar contra la obesidad. Busquemos otras recompensas que no sean el dulce, la comida o la bebida. Vernos y sentirnos bien, mantenernos en un peso saludable y ser activos debería ser suficiente recompensa y motivo de una adecuada calidad de vida.

RECUERDA: No basta con que la comida sea apetecible y sabrosa, también debe ser nutritiva y aportarte todos los elementos que necesitas.

) DERECHO A LA FELICIDAD Y FALTA DE CULTURA DEL SACRIFICIO

Como comer es un placer y es el placer más accesible y socialmente aceptado, nos hemos vuelto cómodos y sibaritas. Nos gusta comer y no estamos dispuestos a sacrificarnos haciendo dieta, privándonos de los alimentos que nos agradan y nos dan placer. Vivimos en una sociedad de consumo, donde abunda la comida, de mayor o menor calidad. Ya nadie se muere de hambre, y por eso no queremos pasar hambre. Todos deseamos adelgazar, pero sin sacrificios. Nos da miedo empezar una dieta. No tenemos espíritu de renuncia. Todo nos ha sido dado, porque nuestra sociedad nos otorga el derecho a todo, pero sin obligación ninguna. La máxima obligación es pagar impuestos y comportarnos civilizadamente, pero a lo demás tenemos derecho. Muchas personas empiezan una dieta y, al poco tiempo, se aburren y la dejan, porque no les importa tener sobrepeso mientras no les cause ningún problema de salud y, si se los causa y pueden aguantarlos o sobrellevarlos, lo prefieren a tener que sacrificarse haciendo una dieta.

Mantenerse delgado y activo requiere esfuerzo, y hacer una dieta de adelgazamiento es un verdadero sacrificio emocional, social, etc., pero conseguirlo te hará sentir orgulloso de ti mismo.

Una dieta de adelgazamiento implica sacrificio: nutricional, pues no comemos todo lo que quisiéramos o nos gusta; emocional, ya que, como sabemos, la comida es nuestro refugio; y social, pues no podemos confraternizar de la misma manera que si no estuviéramos a dieta, y

muchas veces debemos soportar la presión social, que nos induce a comer de más o lo prohibido, que, por cierto, es lo que más se antoja. Muchas veces, también implica un sacrifico económico al tener que comprar determinados alimentos, complementos o medicamentos, o si queremos costearnos un tratamiento sustitutivo o una cirugía.

CONSEJO

- Si crees que no puedes hacerlo solo, busca la ayuda de alguien que conozca a fondo los mecanismos que regulan el hambre y la saciedad, para que no dependas solo de tu fuerza de voluntad.

⟩ FALTA DE MOTIVACIÓN PARA CUIDARSE

Como os decía, nos hemos vuelto cómodos y muchas veces optamos por la comida precocinada o por encargo y por quedarnos en el sofá en vez de salir a caminar. Recordemos que la inactividad genera más inactividad y la actividad genera energía y más actividad. Es difícil pasar de ser inactivo a ser activo y siempre nos excusaremos con la falta de tiempo o el cansancio para practicar actividad física. Además, pensamos que el sobrepeso solo tiene consecuencias estéticas y, a cierta edad, nos da igual usar una talla de ropa que otra, así que preferimos gratificarnos, comer y ser sedentarios. Desafortunadamente, cuando estudiamos no nos enseñan lo importantes que son la nutrición y la actividad física ni lo malo que es tener sobrepeso ni las consecuencias de la obesidad. El desconocimiento es la primera causa de que nos falte motivación para cuidarnos. A veces queremos hacerlo, pero no sabemos cómo. Este es el espíritu del presente libro: motivarte y guiarte para que te cuides y tengas mejor calidad de vida, para que tengas más energía y mejor salud, al igual que toda tu familia. Si tú estás bien, tu familia también lo estará. Si tú comes bien y te cuidas, tu familia también lo hará.

RECUERDA: El desconocimiento sobre la importancia de la nutrición y de practicar una actividad física es la primera causa de la falta de motivación. infórmate y motívate, no importa la edad, en los próximos años tendrás más calidad de vida.

) FALTA DE CONCIENCIA DE ENFERMEDAD

Hemos visto en la consulta pacientes que han llegado a obesidades extremas. La mayoría de los lectores puede pensar: ¿cómo se dejó tanto? ¿Por qué se abandonó así? En primer lugar, ya vimos que la lipoinflamación, los polimorfismos genéticos y los malos hábitos aprendidos hacen que, aunque sigamos comiendo igual que siempre, la grasa aumente cada día. Pero como la ganancia es tan lenta, nuestro cerebro no se da cuenta del cambio y solo somos conscientes cuando la ropa no nos sienta bien y tenemos que cambiar de talla.

Como comentamos en el capítulo anterior, muchos médicos no consideran la obesidad como una enfermedad, aun cuando así lo haya señalado la OMS. La Seguridad Social solo trata los casos de obesidad extrema y lo único que ofrece es la cirugía bariátrica, la cual es un remedio relativo, pues o se queda corta o se pasa. El estómago es una víscera elástica que va agrandándose conforme aumentamos la cantidad de comida, y aunque se someta a una reducción gástrica, los centros del hambre/saciedad y el de comida por recompensa están en el cerebro y no en el estómago, por lo cual muchos pacientes vuelven a engordar. Si se opta por la cirugía derivativa, que corta parte del intestino y hace una derivación de las vías biliares y pancreáticas, se cambia una enfermedad por otra: la obesidad por el síndrome de malabsorción, lo que ocasiona que los pacientes tengan que seguir una dieta muy estricta, restringiendo muchos alimentos y con suplementación médica para el resto de su vida.

La obesidad abdominal es una enfermedad y como tal hay que tratarla, aunque el resto del cuerpo esté delgado.

Si de antemano supiéramos todas las complicaciones que produce la obesidad y cómo acorta la cantidad y la calidad de vida, seguro que nos cuidaríamos más. Pero no tenemos consciencia de enfermedad. Nos sentimos cansados, sin energía y con dolencias, pero no lo achacamos al exceso de peso y de grasa. Pensamos que es por otra cosa. Recordemos: la grasa, además de tener un peso y un volumen que sobrecarga nuestra columna y nuestras articulaciones, produce sustancias que interactúan con el resto de nuestro organismo

y lo enferman, máxime si la obesidad es abdominal. Hay personas que tienen el tórax, los brazos y las piernas delgados, pero el abdomen muy voluminoso. En estos casos no se tiene consciencia de obesidad, solo se refieren como «tripones» y, sin embargo, la obesidad central o abdominal es mucho más dañina que la periférica, la de glúteos o caderas. Y estos son los casos más peligrosos, pues se relacionan con el síndrome metabólico.

Hay que aprender que una de las enfermedades más comunes en la actualidad es la obesidad y que si no ponemos remedio acortará la calidad y la duración de nuestra vida. La falta de consciencia de enfermedad en el caso de la obesidad generalizada, y en particular de la obesidad abdominal, nos lleva a no poner remedio pronto, cuando es más fácil, y dejamos avanzar el trastorno hasta que su tratamiento, o el de sus complicaciones, es más difícil.

CONSEJO

- Si empiezas a notar acúmulo de grasa en tu cuerpo, especialmente si la grasa es visceral (abdominal), pon remedio cuanto antes para tener salud y no solo por motivos estéticos.

⟩ TENER HAMBRE PARA COMER Y NO COMER PARA NO TENER HAMBRE

Muchas veces nos saltamos comidas porque no tenemos hambre. Algunos pacientes me dicen: «Me levanto con el estómago cerrado y no me entra nada, y no tengo hambre en toda la mañana, y, como no quiero engordar, no como nada hasta la noche. Entonces sí que tengo hambre». Cuando le pregunto: «¿Por qué no comes durante el día?», la respuesta siempre es «Porque no tengo hambre».

_____

Si tenemos hambre, comemos más rápido, mayor cantidad y lo que más nos apetece, sin mirar ni calorías ni nutrientes.

_____

Como explicamos en otros capítulos, el metabolismo está regulado por la insulina. Si no comemos en todo el día, nuestro hígado fabrica glucosa, que estimula la insulina y esta hace que se fabrique grasa. Por eso, si queremos mantener el peso, hay que comer para no tener hambre. De esta forma comeremos menor cantidad, más equilibrado y, sobre todo, más despacio. Ya lo comentamos:

si cenamos ligero y sin grasas, podremos levantarnos con apetito y empezar bien el día. Come poca cantidad de alimentos de pocas calorías, como encurtidos, hortalizas, latas pequeñas de pollo, pavo o atún al natural o pan solo, pero con frecuencia, y así te mantendrás en línea sin pasar hambre.

> **RECUERDA:** Si comemos la misma cantidad de comida una sola vez al día, engordaremos más que si la comemos distribuida en cantidades menores a lo largo del día, ya que gastaremos más calorías en la digestión y activaremos más el metabolismo.

⟩ FALTA DE TIEMPO PARA UNA COMIDA FAMILIAR Y POR ELLO UNA CENA FAMILIAR

Es importante que se compartan los alimentos en familia, pero, como bien sabemos, el problema de horarios y las distancias en las grandes ciudades lo hacen muy difícil o imposible. Salimos deprisa por la mañana y muchas veces comemos fuera, en el trabajo, en la calle o donde nos toque, pero casi nunca en familia, y nos reunimos en casa por la noche, que es cuando participamos de nuestra mutua compañía. Este es un motivo más para que la cena sea el alimento principal del día. Lo es en muchos países, pero no se cena tan tarde y después se realizan actividades, incluso físicas. Aquí en España el problema son los horarios, días muy largos y cenas muy tardías.

La cena en familia favorece que comamos tarde y mucho. Cambiemos la reunión familiar al desayuno.

Los horarios de trabajo son muchas veces incompatibles con una cena familiar más temprana, al contrario que en otros países que tienen horario continuo y pueden reunirse antes. Aquí llegamos muy tarde de trabajar y cenamos tarde y mucho, y luego al sillón o a la cama. Este cambio de ritmo, con relación al ritmo biológico, es una de las causas principales de la obesidad en nuestro país. Se desayuna poco o nada, se come regular y se cena tarde y mucho. Tenemos que cambiar ese hábito y hacerlo acorde con nuestra biología, con nuestro ritmo circadiano. Aunque llevemos muchos años viviendo así, podemos cambiarlo y, si no podemos modificar los horarios tan extensos, tratemos

de reunirnos en el desayuno y hacer de este una comida familiar como se acostumbra en otros países. Así, al llegar por la noche, cenamos ligero, nos acostamos antes y nos levantamos más temprano para disfrutar el desayuno en familia, como hacemos cuando vamos de vacaciones. Si logramos cambiar este hábito, las costumbres españolas serán menos obesogénicas (favorecen la obesidad) y más saludables.

CONSEJO

- Disfruta de un buen desayuno en compañía de tu familia y afrontarás mejor el día, con más energía y optimismo.

) TRABAJO DE LA MADRE FUERA DE CASA: FALTA DE TIEMPO PARA HACER MENÚS SABROSOS Y NUTRITIVOS

Hay estudios que señalan que desde que la mujer se incorporó de lleno al mercado laboral ha aumentado la obesidad, primordialmente la infantil, porque los niños en vez de llevarse el bocadillo para el recreo escolar, consumen bollería industrial, galletas o chuches, con lo cual les damos un exceso de calorías aparejadas con una deficiencia de nutrientes. La madre no tiene tiempo de hacer la comida que desearía, sabrosa y nutritiva, y, aunque el hombre cada vez más se ocupa de algunas de estas labores domésticas, la opinión de la comida rápida sigue siendo la más recurrente. Nuestros propios hijos las piden: *pizzas*, hamburguesas, patatas fritas de bolsa, etc. Vamos perdiendo la costumbre de preparar platos en casa y los sustituimos por comida precocinada que, como ya mencionamos antes, tiene aditivos que le proporcionan un sabor peculiar y nos hacen comer más. y muchas veces los niños comen fuera, en la escuela, donde, a pesar de los esfuerzos que se hacen, no siempre se les da la comida más saludable. Actualmente, el Ministerio de Sanidad está poniendo mucho empeño en supervisar los comedores escolares y quitar las máquinas expendedoras de colegios y universidades. Es menester que los niños aprendan a comer bien si queremos atajar la epidemia de obesidad. Es realmente alarmante cómo ha aumentado la obesidad infantil, pero, como comentamos antes, los niños no hacen lo que se les dice, sino lo que ven. Aunque coman en la escuela, hay que enseñarles a consumir frutas y verduras frescas, que afortunadamente tenemos en España. A pesar de que tus hijos prefieran *pizzas*, hamburguesas, patatas fritas y demás alimentos de comida rápida, tienes que acostumbrarlos a comer frutas y verduras.

> **CONSEJO**
>
> - Si trabajas fuera de casa, al menos ten siempre a mano fruta fresca y verduras para que los niños se acostumbren a ellas.

⟩ LA INVASIÓN DE LA COMIDA RÁPIDA

Cada vez vemos en el supermercado mayor cantidad de productos fáciles de preparar: sopas de sobre, congelados para hacer en el microondas, etc. El consumo de platos preparados y productos de carne procesada ha aumentado cinco veces en los últimos cuarenta años en Europa. Los altos niveles de calorías y de grasa que tienen algunos de estos productos se pueden observar en la etiqueta; pero hay otras preocupaciones sobre su valor nutricional se reflejan que no en la etiqueta. El proceso de cocción al que se ha sometido un alimento puede ser tan importante para nuestra salud como el contenido de azúcar, sal y grasa y algunos nutrientes (antioxidantes, vitaminas, etc.) pueden perderse. El etiquetado de la comida precocinada tiende a limitarse a la grasa, el azúcar y la sal. Los fabricantes de platos preparados para consumir no tienen que etiquetar el contenido total de vitaminas, y si las mencionan, solo significa que se encontraban en las materias primas, pero no que estén presentes en el producto final.

El mercado de la comida rápida cada vez es mayor, pero menos saludable.

Otros alimentos muy utilizados cuando no tenemos tiempo de cocinar son los fiambres y los quesos, que generalmente tienen grasas saturadas y que, además de engordar, favorecen la ateroesclerosis o endurecimiento de las arterias. Como no disponemos de tiempo para ir al mercado y comprar buena fruta, en su lugar bebemos zumos y tomamos muchos lácteos (leche, yogures, quesos frescos), en la mayoría de los casos inducidos por la publicidad. Si nos fijamos, veremos la cantidad de productos procesados, empaquetados, envasados o enlatados que se venden con relación a los productos frescos. Todos ellos tie-

nen conservantes, edulcorantes, etc., muchos de los cuales se conocen como «disruptores endocrinos» porque modifican las vías metabólicas y favorecen la formación de grasa, no porque tengan calorías, sino porque por su estructura química (polioles, etc.) estimula el páncreas para que produzca insulina o directamente llevan azúcar añadido, como el tomate frito, las salsas preparadas o los zumos, incluyendo el de tomate, muchos fiambres, etc. Acostúmbrate a leer las etiquetas de los alimentos procesados.

Consume lo menos posible alimentos enlatados, envasados o empaquetados, y opta por los frescos: las ensaladas frescas, las verduras a la plancha y los pescados al microondas son una alternativa saludable a la comida rápida. Ten en cuenta que incluso muchos congelados también tienen aditivos. Lee las etiquetas antes de comprar los productos y verás que muchos llevan azúcares entre sus ingredientes.

RECUERDA: Si no tienes tiempo de cocinar, las ensaladas frescas, las verduras a la plancha y los pescados al microondas son una alternativa saludable a la comida rápida.

) EXCESO DE PUBLICIDAD ENGAÑOSA

Ya no nos llama la atención, pues estamos acostumbrados a ello, que todo el día estén bombardeándonos con anuncios. Pero ¡cuidado con la publicidad! La misma credibilidad tiene una crema facial que te hará parecer diez años más joven que el caldo «casero, casero» (no te dicen que tiene glutamato, grasa saturada y sal) o los «caldos enriquecedores o pastillas sazonadoras», que justamente añaden sabor porque agregan grasas y glutamato. Acostúmbrate a las especias. En todo el mundo se utilizan para potenciar los sabores, y recuerda: América se descubrió porque Cristóbal Colón buscaba la ruta para traer especias, no oro. En ese entonces se les daba un gran valor; ahora, casi todas las especias las sustituimos por el aceite de oliva, el oro líquido de España. Es muy bueno, sí, pero muy calórico, y como es bueno, abusamos de él y pensamos cuando aliñamos las ensaladas que, como es crudo, no engorda. Y es un gran error, porque crudo o frito engorda igual: 9 kilocalorías por gramo. El de oliva virgen extra es el mejor, pero engorda igual que el de palma, coco, maíz o cártamo, e igual que la mantequilla o la margarina. Es grasa buena, sí, pero grasa al fin.

Mucha publicidad no dice siempre toda la verdad y muchas veces es mentira.

La leche y los yogures siguen publicitándose, sin limitarlos a los niños y jóvenes, como veremos más adelante. Nos dicen que es la única fuente de calcio y que previenen la osteoporosis. Ya hablaremos de ello en el siguiente capítulo. A los niños les siguen promocionando galletas, chocolates y dulces, mezclados con juguetes para que aprendan a pedirlos. Estamos acostumbrados a que la publicidad de la tele nos sugiera qué debemos comer. Pero ¡cuidado con los anuncios! Su único objetivo es vender sin tener en cuenta factores como la salud o la nutrición de niños y adultos. Nos recomiendan productos «sin azúcar» y luego, en letra pequeñita, nos indican los agregados o el porcentaje de grasas y azúcares. Solemos ver solamente las letras grandes y nos lo creemos. Los productores tienen la obligación de detallar todo el contenido en la etiqueta, pero la letra que usan a veces es difícil de leer aun con lupa, menos todavía si vamos al súper con prisas o hacemos la compra por internet. Por eso, cuando estemos en casa, debemos leer las etiquetas para ir seleccionando los productos de más calidad y aquellos que tengan menos excipientes (marcados con la E y un número).

RECUERDA: Tienes que leer bien las etiquetas de los productos. Muchos que dicen cero azúcares o grasas ponen en letra pequeña añadidos y nos confiamos, y así se nos están colando el azúcar o la grasa en muchos productos, sin saberlo.

) ¿LO NATURAL ES MÁS SALUDABLE QUE LO SINTÉTICO O QUÍMICO?

Es curioso cómo el uso del lenguaje nos puede confundir; nos venden las cosas con adjetivos calificativos que no siempre significan lo que dicen. Por ejemplo, todos pensaremos que lo natural tiene que ser mejor, y no siempre es así. Tenemos suplementos vitamínicos estupendos, y son químicos; otros son naturales, como los omegas, pero su calidad dependerá de dónde y cómo los extraigan. Y las proteínas sintéticas, tan de moda actualmente, dependerán de su índice químico, su método de procesamiento, de dónde se hayan obtenido y con qué estén mezcladas para valorar su calidad.

El hecho de que un alimento sea natural no lo hace mejor nutricionalmente que uno sintético, preparado con fines nutritivos o sustitutivos.

Por otra parte, no es lo mismo un suplemento de proteínas para un deportista que quiere musculación que para un niño con desnutrición proteica, o aquella que se usa como complemento en la tercera edad de la que se utiliza en dietas de adelgazamiento. Otra vez, tenemos que leer las etiquetas o dejarnos guiar por expertos. También está de moda lo ecológico, porque es más saludable: ¿es verdad o nos venden solo ilusiones? Como en todo, es relativo. Por supuesto, es mejor un caldo de pollo hecho en casa que uno industrializado, pero es mejor una proteína sintética de alta calidad y enriquecida que un chuletón con mucha grasa, aunque natural, o que un fiambre de pavo o de cerdo que contiene más aglutinantes e hidratos que proteínas, y, aunque no es sintético, tampoco es natural.

RECUERDA: Si quieres adelgazar hay productos sintéticos que reemplazan las comidas, e igual que estas, los hay de distintas calidades, pero siempre déjate guiar por un profesional.

) DIETÉTICO Y SALUDABLE, ¿ES LO MISMO?

Esta es otra gran fuente de error. Pensar que si es saludable es dietético y viceversa. No tiene nada que ver. Pensamos que, si algo es *light* o *diet*, no engorda, pero ¿es verdad? La respuesta es que no siempre es así. Cuando hablamos de productos *light,* nos referimos a ellos como bajos en calorías. Para elaborarlos, se suelen sustituir los componentes alimentarios, químicos o naturales que aportan calorías por otras sustancias que no las aportan o lo hacen en menor cantidad energética (lo que se suele sustituir es el azúcar o las grasas, pero en algunos alimentos no se eliminan por completo, sino solo una parte). Los más comunes son las bebidas *light*. Contienen edulcorantes artificiales, al igual que los chicles y golosinas *light*, y, si se toman demasiados, pueden aumen-

tar los gases en el estómago y producen más hambre. Otros muy comunes son los lácteos: los yogures, los quesos y la leche son ejemplos de productos a los que se les reduce la aportación de grasa y de azúcar, pero solo en un 15 % aproximadamente. En el caso de la bollería industrial y las galletas *light*, se eliminan los azúcares y se incrementan las fibras completas para mejorar el tránsito intestinal y evitar al máximo su absorción en el estómago.

Uno de los componentes que se suprimen al elaborar estos productos es el azúcar, que se sustituye por fructosa o por otro tipo de edulcorantes, artificiales o no, pero sin aporte energético, como la stevia, el aspartamo o la sucralosa. Los edulcorantes artificiales deben usarse con moderación, ya que en dosis elevadas provocan flatulencias y otros trastornos digestivos como diarreas. Pero hay que tener en cuenta que, aunque estos edulcorantes no contengan calorías, igualmente activan la formación de insulina, ya que en cierto modo engañan al organismo. Al no encontrar el aporte del azúcar, no quitan el hambre y, al contrario, pueden provocar más. Estos productos sí pueden ser útiles en enfermedades como la diabetes.

Otro de los componentes que se sustituyen son las grasas. Algunos alimentos tienen por su propia naturaleza poco contenido en grasas, por lo que será muy fácil y atractivo para el fabricante poner la etiqueta de *light* o bajo en grasas, como comentamos en el apartado de publicidad engañosa. Muchos de los alimentos aumentan su contenido en grasas debido a las salsas y aliños, como la margarina, las mayonesas o los aceites. También son muy habituales los quesos y lácteos (en los que se elimina la nata). Al suprimir las grasas, es importante que se reduzca también el contenido calórico. Con todo, el problema es encontrar el producto ideal que mantenga las propiedades nutritivas del producto. Cuando el producto al que se le han eliminado las grasas tiene menos del 50 % de calorías y grasa que el regular, ya se le puede denominar *light*. El etiquetado debe señalar el contenido de grasas, pero también las calorías por ese contenido, ya que pueden engañarnos, puesto que sin grasas también es posible aportar un buen contenido energético.

La etiqueta debe indicar el contenido en grasas o azúcares frente a las calorías.

Uno de los trucos de los fabricantes es la manera de calcular estas grasas y su contenido calórico. Algunos productos están etiquetados como 97 % libre de grasas cuando realmente contienen hasta un 21 %. Por desgracia, el peso es una medida de masa y las calorías, una medida energética, por lo que son dos sistemas totalmente diferentes y eso les permite calcular el porcentaje de grasa en forma relativa. Pero el cuerpo humano funciona por calorías y no por masa, por lo que estos productos que el *marketing* aclama como 97 % libre de grasas realmente no lo son. Por otra parte, no todas las grasas son iguales. El tipo que hay que evitar son las trans, grasas artificiales que se encuentran en la comida «basura» y en los aceites hidrogenados. Es imprescindible comprobar las etiquetas de los alimentos, pero, cuidado, pues los fabricantes no tienen la obligación de incluir este tipo de grasas en la información nutricional, siempre y cuando la concentración no exceda de 0,5 gramos por porción.

Con relación al etiquetado, la Comisión Internacional para la Ordenación Alimentaria (CIOA), que regula el etiquetaje, indica que:

• Ha de existir el producto original en *light*, por ejemplo, la leche descremada frente a la leche entera. Para que el etiquetaje sea correcto, debe indicar el aporte calórico por porción y la reducción calórica que se ha conseguido.

• Se consideran sin calorías o producto 0 cuando tienen menos de 5 calorías por porción.

• Se etiqueta bajo en calorías cuando tiene 40 calorías o menos por porción.

• Se consideran calorías reducidas cuando el producto contiene hasta un 25 % menos calorías que el equivalente con la totalidad de las calorías.

RECUERDA: No debemos fiarnos solo de la indicación de «bajo en grasas» (si realmente buscamos un producto de bajo contenido calórico) o «sano», «fat-free», etc. Para que sea sano, debe llevar grasas saludables y evitar las saturadas y trans.

⟩ MANIFESTACIÓN DEL ESTATUS DE RIQUEZA Y DE PODER

Como señalamos al inicio de este capítulo, en épocas de hambruna, la riqueza y el poder se manifestaban mediante la obesidad, porque solo el que podía tenía acceso a la comida (caza, productos de las cosechas, etc.) y consumía de más por si llegaban épocas difíciles, guerras o fenómenos naturales. Actualmente, el poder se exhibe con una casa más grande y lujosa o un mejor coche, ropa o joyas. De hecho, la obesidad se ha relacionado en algunos estudios con un bajo poder adquisitivo, ya que las personas que tienen más ingresos pueden comer mejor y hacer más actividad física. Pero en realidad esto no es así. Actualmente las personas con más poder adquisitivo son las que más comida y cenas de trabajo tienen, y comen y cenan más veces fuera de casa, lo que no les permite llevar una dieta, y a veces están tan ocupados en los negocios que no pueden hacer ningún tipo de actividad física o ejercicio. Son, quizá, los deportistas de fin de semana, que se reúnen a jugar a pádel, fútbol o tenis, y por ello son los que más riesgo tienen. Al ser ejecutivos con mucho estrés, suelen tener grasa abdominal, una vida sedentaria, y la actividad física es abrupta y ocasional.

La comida es un placer, pero ya no es dependiente del estatus económico o social.

Esta situación hace unos años era exclusiva de los hombres; actualmente, y gracias a la igualdad de géneros, hay más mujeres con estas características.

BULOS Y MITOS EN LA ALIMENTACIÓN

El conocimiento popular se diferencia del conocimiento científico en que va pasando de padres a hijos, es inmutable, se da por verdadero y no necesita confirmación. En cambio, el conocimiento científico se adquiere en las aulas, está basado en evidencias y va cambiando o se modifica de acuerdo con los nuevos descubrimientos y evidencias. Como señalamos antes, no existe una asignatura de nutrición en ningún curso escolar o universitario que no sea en una especialización. Hay por ello un gran desconocimiento en la materia por parte de la población general, y las tradiciones de las abuelas se han pasado a las presentes generaciones, aunque las condiciones de vida no sean similares. Como ya mencionamos, este es uno de los puntos que favorecen la obesidad: comemos como nuestros antepasados, pero no gastamos como ellos.

⟩ LOS HUEVOS PRODUCEN COLESTEROL. ¿O NO?

Este es uno de los grandes mitos: no se pueden comer más de cuatro huevos por semana, pues aumentan el colesterol. ¡Qué horror! Nada más alejado de la realidad. Cuando oímos «colesterol», pensamos automáticamente en medicamentos, infartos y muerte prematura. El colesterol es muy importante para nuestro organismo, forma parte de la membrana que envuelve las células y a partir de él se sintetizan las hormonas suprarrenales, como el cortisol (o cortisona de la sangre), y las sexuales, como la testosterona o los estrógenos, entre otras, por lo que el colesterol es esencial para la vida. En la sangre, el colesterol está unido a unas moléculas complejas formadas por proteínas y grasa, llamadas «lipoproteínas», cuya densidad en la sangre da el nombre al colesterol: de alta, de baja y de muy baja densidad. Debido a su importancia, nuestros genes han desarrollado en el hígado procesos muy complejos, capaces de asegurarse de que siempre dispondremos de la cantidad necesaria de colesterol.

Actualmente, se sabe que lo importante para la salud no es la cantidad de colesterol total, sino la relación entre los diferentes tipos. El LDL colesterol (el malo) está unido a lipoproteínas de baja densidad y transporta alrededor del 60-70 % de todo el colesterol de la sangre, del hígado a los tejidos periféricos. Los niveles altos son dañinos porque puede acumularse en las paredes arteriales e iniciar la formación de placas de ateroma, que ocasionan que disminuya la luz (el diámetro) de las arterias, ocasionando aterosclerosis.

Otro tipo es el HDL colesterol (el bueno), que está unido a lipoproteínas de alta densidad. Varios estudios han demostrado una relación inversa entre los niveles de HDL en sangre y las enfermedades del corazón. Se estima que más del 40 % de los eventos coronarios (angina de pecho e infarto) ocurren en individuos con HDL colesterol menor de 40 mg/dl.

Y, finalmente, el menos conocido de los tres tipos, el VLDL Colesterol (el más perjudicial), está unido a lipoproteínas de muy baja densidad y formado por partículas pequeñas y densas, que son las que más se han relacionado con problemas cardiovasculares como los infartos.

Durante muchos años se ha creído que el consumo de huevo aumentaba los niveles de colesterol. Esta creencia popular pudo tener su origen en el hecho de que la yema tiene más concentración de ese componente que ningún otro alimento. No obstante, gracias a los avances médicos, se ha descubierto que el huevo por sí mismo no es el responsable del nivel de colesterol en sangre, pues en realidad son otros los factores determinantes, tales como una predisposición genética y las grasas saturadas incluidas en la dieta (aquellas de origen animal como las carnes rojas grasosas, los embutidos, las salchichas, los quesos enteros, la leche sin descremar). Diversos especialistas hacen énfasis en que son las grasas saturadas, y no el colesterol hallado en alimentos como los huevos, las que elevan los niveles de colesterol, y han demostrado que, a pesar de que un colesterol alto aumente el riesgo de infartos, solo un tercio del colesterol sanguíneo se origina en la dieta. El resto es de origen genético, es decir, producido por el propio cuerpo, con independencia del tipo de alimentación que se tenga.

El huevo no aumenta los niveles de colesterol en la sangre ni representa ningún riesgo cardiovascular.

Se han hecho diversos estudios comparando personas que ingerían tres huevos al día con un grupo que no consumía huevo, y la evidencia científica demostró que tres huevos enteros diarios no suponen ningún peligro para personas totalmente sanas. Además, existen muchos estudios que concluyen que las personas que comen huevos enteros todos los días no son más propensas a desarrollar enfermedades cardíacas, aun en el caso de colesterol alto hereditario (fuente: University of Eastern Finland, 11 de febrero, 2016). Un estudio más reciente, publicado en una de las más prestigiosas revistas médicas, afirma que comer al menos un huevo diario disminuye un 26 % el riesgo de infarto. (fuente: *BMJ*, 21 de mayo, 2018).

Desde el punto de vista nutricional, el huevo posee un alto contenido en nutrientes como proteínas, vitaminas, minerales y aminoácidos esenciales, elementos que debemos aportar a nuestro cuerpo por medio de la dieta diaria, como vitaminas A, E, D, ácido fólico, B12, B6, B2, B1, hierro, fósforo y zinc. De hecho, toda la vitamina A, E, y D del huevo contiene unos carotenoides llamados «luteína» y «zeaxantina» (xantófilas), dos antioxidantes que reducen el riesgo de enfermedades oculares como la degeneración macular. Son muy ricos en colina, un nutriente esencial para el cerebro.

RECUERDA: Nuestro organismo produce el colesterol y cuando está alto es por causas genéticas. Si se debe a la dieta, los quesos, los fiambres, las carnes rojas y la casquería son los alimentos que tienes que eliminar.

Los huevos también contienen proteína animal de calidad, la cual aporta muchos beneficios, entre los que se incluyen el aumento de la masa muscular y la mejora de la salud ósea. Además, incrementan el nivel de saciedad y pueden ayudarte a perder grasa.

El huevo ha sido compañero de la humanidad desde que se domesticaron las aves de corral. En muchos países se acostumbra a desayunar dos huevos diarios, lo que beneficia notablemente a la salud, por la saciedad que ocasionan y por la energía que producen, dados sus nutrientes. Solo aportan 155 kcal por 100 g si se come duro; el resto proviene de la cantidad de aceite y otros alimentos con los que se cocinen (aprox. 74 kcal por unidad). Dicho todo esto y vistas las virtudes del huevo, conviene introducir matices: podemos consumir tantos huevos como queramos al día y a la semana, pero no es un alimento completo que pueda sustituir a toda la dieta. Por otro lado, en España se acostumbra a cenar un par de días por semana dos huevos en una tortilla en vez de comerlos en el desayuno. Hay que cambiar este hábito para tener más saciedad y más salud.

CONSEJO

- Desayuna dos huevos y verás cómo te sentirás mejor a lo largo del día. Si los cenas, te producirán saciedad y no tendrás ganas de desayunar. Además, necesitas durante el día las vitaminas que contiene, pues es cuando el metabolismo es más activo.

〉 EL PAN COMO ALIMENTO FRECUENTEMENTE PROHIBIDO

Casi todas las dietas de adelgazamiento prohíben el pan. Es un alimento básico que forma parte de la dieta tradicional en Europa, Medio Oriente, India, América y Oceanía. Se suele preparar mediante el horneado de una masa, elaborada sobre todo con harina de cereales, sal y agua. Representa la mayor fuente de sal de la dieta. La mezcla, en la mayoría de las ocasiones, suele contener levaduras para que la masa fermente y sea más esponjosa y tierna. El cereal más utilizado es el trigo, aunque también se emplean el centeno, la cebada, el maíz y el arroz. Existen muchos tipos de pan que pueden contener otros ingredientes, como grasas de diferentes tipos (tocino de cerdo o de vaca, mantequilla, aceite de oliva), huevos, azúcar, especias, frutas, frutas secas (como por ejemplo pasas), frutos secos (nueces, almendras), verduras (cebollas, aceitunas) o semillas diversas (sésamo). Al pan elaborado sin levadura se le llama «pan ácimo». Es posible que los panes planos, muy populares en algunas culturas, sean los más antiguos.

El pan ha sido tan importante en la alimentación humana que se considera sinónimo de alimento en muchas culturas. Asimismo participa en muchos rituales religiosos y sociales, a él se compara la bondad humana, «más bueno que el pan», y llevamos más de 2.000 años rezando y pidiendo «el pan nuestro de cada día». Una variante del pan son las galletas y los pasteles, que poseen diferentes masas azucaradas. Es muy posible que surgieran como una necesidad de hacer panes más nutritivos. A la masa se le puede dar diferentes formas debido al empleo de diversos moldes y técnicas de amasado, y así podemos encontrar las barras, las trenzas, los aros, etc. En la actualidad, el pan es uno de los productos básicos que se encuentran en cualquier tienda de alimentación. Su valor hace que se puedan calcular índices económicos de referencia, como el índice de precios al consumo (IPC), empleado para determinar la evolución del coste de vida en los países.

Se usa con frecuencia como acompañamiento de otros platos y solemos verlo en la parte central de la mesa o en preparaciones en las que se incluyen otros alimentos entre dos rebanadas de pan. Así se consigue el popular sándwich o bocadillo típico español, que tiene sus equivalentes en otras culturas: *paninis*, hamburguesas, perritos calientes, *döner kebab* o *shawarmas*.

A nivel nutritivo, aporta una cantidad considerable de hidratos de carbono de cadena compleja y algunas proteínas de baja calidad. Posee, por regla general, pocos contenidos grasos, casi siempre ácido oleico y linoleico (ácidos grasos esenciales omega 6 y 3). Entre los micronutrientes, encontramos trazas de calcio, hierro, selenio, potasio, fósforo. El pan que tiene harina con germen posee dos vitaminas del grupo B, la tiamina y la niacina, además de ácido fólico y cierta cantidad de carotenoides. Contiene un 40 % de agua (la pasta cocida llega a un 60 %).

El pan es un alimento esencial y no debe eliminarse de una dieta de adelgazamiento.

El consumo de pan ha ido disminuyendo en España al igual que en otros países europeos debido a la confluencia de diversos motivos: el aumento del poder adquisitivo y la progresiva pérdida de hábitos alimentarios saludables, entre otros. En 1964, en España, el consumo de pan por persona y año era de 134 kg; en 1981 había descendido hasta 75 kg y en 1991 bajó hasta los 59 kg; desde entonces se ha estabilizado en unos 58 kg. Las recomendaciones de consumo de cereales de la Organización Mundial de la Salud son de alrededor de 91 kilogramos por persona y año.

Lo que engorda no es el pan, sino lo que se le agrega: aceite, mantequilla, jamón, paté, etc.

Comparado con su gran capacidad saciante, tiene relativamente pocas calorías. Una ración de 100 g de pan blanco (refinado) proporciona en promedio 266 kcal, por lo que no hay razón para prohibirlo en una dieta de adelgazamiento, a menos que sea una dieta proteinada, cetogénica. De hecho, lo que es evidente es que el pan, y más aún si sustituye a alimentos grasos, no solamente no engorda, sino que ayuda a adelgazar, tal como afirman algunos estudios médicos. Lo importante es saber controlar los pesos o cantidades de alimentos que ingerimos, sin olvidar que los hidratos de carbono son imprescindibles para la salud. Con la excepción del típico y denso pan alemán de semillas, el pan «normal» y el de centeno son los que menos calorías aportan. El pan integral, también conocido como «pan moreno» o «pan marrón», está compuesto de harina no refinada, sal, agua y levadura activa. Se denomina «integral» al pan que posee una gran cantidad de fibra dietética, por lo que colabora en el tránsito intestinal; suele exigir mayor masticación, porque contiene más fibra, así que

brinda más saciedad y, en este sentido, sí puede contribuir a la pérdida de peso. Sin embargo, las calorías son semejantes a las del pan blanco, pero su aporte de grasas es mayor. Conserva más nutrientes porque el grano de trigo se mantiene más entero, pero no engorda menos ni provoca más pérdida de peso que si lo sustituimos por pan blanco.

> **RECUERDA:** El concepto de que el pan integral engorda menos y provoca mayor pérdida de peso es un falso mito.

⟩ LOS ZUMOS COMO ALIMENTOS IDEALES

Estamos muy acostumbrados a oír que los zumos son buenísimos, que, si no puedes tomar fruta, mejor tomes zumos, y que un desayuno no se considera bueno si no bebes un zumo de naranja; eso sí, recién exprimido, 100 % natural. Pero debemos saber que la cantidad de calorías y el aporte energético del zumo de la naranja no son iguales a los de una naranja entera, aun cuando se trate de la misma naranja. El promedio de calorías de una naranja es de 63 para una fruta de 150 gramos, y para hacer un vaso de 200 ml de zumo de naranja necesitamos aproximadamente cuatro naranjas, que traducidas en calorías suman 252 calorías, sin contar la fibra que contiene el zumo, que es de solo 6 gramos; o sea, que aporta mucha menos fibra que comer la fruta completa. Al haber tal diferencia en la fibra aportada en el zumo, el azúcar natural de este se asimila más rápido, es decir: cuanta más fibra nos aporte la naranja, más lenta será la absorción de los azúcares.

En forma de zumo, el azúcar pasa rápidamente al torrente sanguíneo y eleva la glucosa de inmediato (de hecho, a los diabéticos cuando tienen un bajón de azúcar se les da un vaso de zumo para que remonten), por lo que se produce un gran pico de insulina y la subsiguiente formación de grasa. Y, además, sin ningún gasto metabólico, ya que el esfuerzo de exprimir las naranjas lo hizo la corriente eléctrica del exprimidor y no el estómago, como cuando nos comemos la fruta entera. Además, la fibra tiene que ser digerida y moverse a lo largo del tubo digestivo y formar heces, todo lo cual implica cierto gasto metabólico.

No es lo mismo comer fruta que beber el zumo de esta. Son dos alimentos con calorías y aporte energético diferentes.

Visto lo visto, podemos deducir que la fruta y el zumo son dos alimentos de composiciones distintas: no solo por las calorías, sino también por la contribución energética que nos dan. Por otra parte, muchas veces no tenemos en cuenta los líquidos a la hora de contar calorías. Esto pasa con el zumo de naranja, que pensamos que como es natural no engorda, y es un error, porque creemos que consumimos las mismas cantidades de calorías y no es así: las calorías de la naranja son muy escasas para el beneficio que aportan, a diferencia del zumo de naranja, que aporta más calorías y menos beneficios.

Esto que sucede con el zumo de naranja es similar con el zumo de otras frutas y, por más que la publicidad nos diga que es igual, o incluso mejor tomar directamente el zumo, ya hemos visto que no es así. Sin embargo, sí puede resultar beneficioso para enseñar a los niños pequeños a comer fruta, ya que están en constante movimiento y con un metabolismo muy activo, pero no para los adultos. En cuanto a los mayores, están indicados solo en el caso de que no tengan dentadura o de que, por cualquier causa, no puedan comer sólidos.

Las frutas son ideales para las dietas, pero debemos tener en cuenta la manera en que las consumimos, que debe ser frescas y enteras, ya que podemos encontrarnos con sorpresas si las tomamos en zumo, máxime si se trata de zumos industriales a los que se les añaden azúcares extras para hacerlos más dulces y sabrosos.

CONSEJO

- Come al menos tres piezas de fruta al día, que te mantendrán sano y en línea. Evita los zumos, aunque sean naturales, y aún más si son industriales.

) AZÚCAR, DULCE VENENO. EL EFECTO DE LOS EDULCORANTES

El azúcar es un psicoactivo legal que se produce y se vende por toneladas, ya sea en forma pura o incorporada a una enorme cantidad de productos alimenticios y farmacéuticos. Está demostrado científicamente que es una sustancia tan adictiva como las drogas. Últimamente,

el azúcar se está considerando enemigo público y se está convirtiendo en la nueva droga del siglo XXI. Durante miles de años, el único «endulzante» que conoció Europa fue la miel. El azúcar de caña llegó al continente a mediados del siglo XII desde Oriente Medio y la India, aunque ya la usaban los chinos tres mil años antes de Cristo. Gradualmente se convirtió en ingrediente habitual de las despensas, y en los últimos dos siglos ningún producto ha experimentado un crecimiento cuantitativo tan acelerado como el azúcar.

Es cierto que el ser humano necesita glucosa como combustible, como moneda energética, pero no debe proceder del azúcar blanco. Lo imprescindible para nuestro organismo son los hidratos de carbono, porque son los principales suministradores de energía en los procesos vitales. El azúcar blanco refinado que consumimos habitualmente es sacarosa sintetizada de forma artificial, por lo que difícilmente podrá aportarle al organismo esa energía que necesita. El pH del ser humano sano debería ser alcalino: entre 7,35 y 7,45, pero la alimentación occidental es ácida: azúcar, carne, grasas, fritos, precocinados, alcohol, tabaco, café, etc. Un cuerpo ácido es un imán para las enfermedades, y el azúcar refinado acidifica más rápido y de forma más drástica que ningún otro alimento. Muchas personas consumen cantidades excesivas de azúcar sin ser conscientes de ello y con total desconocimiento de sus peligros. La televisión, las revistas y los anuncios se encargan de ensalzar sus virtudes y de silenciar la enorme lista de inconvenientes.

Contrariamente a lo que ocurre con los azúcares naturales, el intestino delgado absorbe muy rápidamente el azúcar refinado. La elevación de los niveles normales de glucosa ocasionada por su ingestión se experimenta como una leve euforia y provoca unas bruscas hiperglucemias que conducen a un estado de excitación físico y psíquico, y posteriormente a una reacción de hipoglucemia, que va acompañada de depresión mental y cansancio físico, e incita a tomar una nueva dosis de este estimulante que va a causar una nueva hiperglucemia, a la que seguirá horas más tarde otra nueva hipoglucemia. Estas alternancias deterioran los mecanismos reguladores del metabolismo y agotan el sistema nervioso, lo cual conduce al cansancio, la irritabilidad, la agresividad y la debilidad en general. La producción de vitaminas y minerales también presenta serias deficiencias.

Pero los más perjudicados son los niños, ya que, tras el consumo de productos azucarados, su concentración mental disminuye y, con ella, el rendimiento escolar: van de la hiperactividad exagerada a la melancolía; además, tienen más caries dentales y son más propensos a las infecciones. Si analizamos los preparados para bebés, pensemos que estos alimentos, endulzados en extremo, quedan grabados en el paladar y permanecen ahí para siempre, y los niños cuando crezcan no aceptarán ciertos alimentos más saludables por tener atrofiadas las papilas gustativas.

El mundo del dulce, tan agradable al paladar, no es tan amigable. Muchas enfermedades como la obesidad, el alzhéimer, el cáncer, la diabetes, la osteoporosis, los desórdenes cardiovasculares, los reumatismos, las enfermedades hepáticas y un largo etcétera pueden estar causadas por un consumo incontrolado de azúcar o sus muchos derivados. A pesar de que los azúcares formen parte de los carbohidratos, deben identificarse dos diferencias básicas entre ambos: los carbohidratos no son solubles en agua, mientras que los azúcares sí. Además, los hidratos de carbono deben dividirse en moléculas simples para poder ser digeridos, mientras que el organismo procesa los azúcares sin dificultad.

Otras fuentes de azúcares naturales son:

• La miel, un endulzante que se ha utilizado siempre, un producto totalmente natural y muy beneficioso para la salud, ya que es una fuente importante de antioxidantes y demás nutrientes que nos ayudarán a mejorar nuestro organismo. Además, tiene un sabor característico que dotará a los alimentos de un gusto especial. También hay mieles vegetales, como el sirope de arce o la miel de maíz.

• El azúcar de caña, también conocido como «azúcar moreno» es muy apreciado porque se trata de un azúcar integral con un bajo índice glucémico. Es muy recomendable si lo que queremos es cargar las pilas y evitar subidas rápidas de glucosa. No hay que olvidar que es una sustancia muy digestiva y de fácil asimilación.

• El sorgo es otra alternativa. Su origen está en Estados Unidos, donde se cultivaba como alternativa barata al azúcar convencional. Se obtiene de prensar esta planta, tras lo cual el líquido resultante se reduce para conseguir el endulzante. Es totalmente natural, ya que no existe un proceso de refinado. Además, hay que destacar su alto contenido en minerales, concretamente potasio, calcio y hierro.

• El agave es otro endulzante natural que puede ser una alternativa más saludable al azúcar. Se utiliza mucho en América Latina desde hace siglos. Se obtiene de la planta que tiene el mismo nombre; en concreto es su sirope, una especie de savia de la planta. Es parecido a la miel y es muy digestivo. Su poder endulzante es elevado y tiene un índice glucémico bajo, lo que lo hace un aliado de nuestra dieta.

• La estevia es otra alternativa que está poniéndose muy de moda, ya que no nos aporta calorías y no contiene hidratos de carbono, con lo que su valor glucémico es cero, pero es un potente endulzante. Se obtiene de la planta con el mismo nombre y es muy útil para los que quieren cuidarse sin poner en riesgo su línea.

La mayoría de los edulcorantes sintéticos, además de que pueden estimular el páncreas, producen efectos secundarios.

TABLA XX EDULCORANTES SINTÉTICOS

SACARINA	Es un derivado del alquitrán. En Canadá está prohibida. Se utiliza para estimular el apetito en la alimentación de los cerdos. Se desaconseja en el embarazo.
CICLAMATOS	Prohibidos en Estados Unidos, Japón e Inglaterra, pero no en el resto de Europa, aunque se ha rebajado su nivel en refrescos.
SUCRALOSA	Consumida habitualmente puede producir diarreas e irritación intestinal.
SORBITOL, XILITOL Y MANITOL	Pueden producir diarreas y se desaconseja su uso en niños. Precisamente se utilizan en las chuches y estimulan el páncreas igual que los azúcares, aunque no tengan calorías.
ASPARTAMO (E-951)	Parte integral de la dieta moderna, está presente en más de cinco mil productos alimenticios, incluso en la gran mayoría de los jamones, sean ibéricos o de bellota. Coca Cola Light y Pepsi Light llevan aspartamo. Dos estudios lo relacionan con el dolor de cabeza, la depresión, la pérdida de memoria, los vértigos, el pánico y la epilepsia.
CICLAMATO SÓDICO (E-952)	Prohibido en Estados Unidos y Venezuela. Se ha relacionado con el cáncer de vejiga.

La adicción al azúcar suele negarse, en parte porque en nuestra cultura se subestima enormemente el poder de este producto como droga. Los anuncios nos empujan a consumirla, pero si la dosis hace el veneno, el azúcar es un tóxico mortífero.

) LECHE Y LÁCTEOS, LA MEJOR FUENTE DE CALCIO

La leche es el alimento más rico que hay en la naturaleza. Contiene los tres macronutrientes: hidratos de carbono (azúcares), grasas y proteínas. Es un alimento de supervivencia. Está diseñado para que un recién nacido de cualquier especie mamífera pueda sobrevivir fuera del vientre de su madre. El suero contiene cantidades importantes de ácido araquidónico (proinflamatorio) porque el recién nacido no tiene un sistema inmunológico desarrollado y necesita estas sustancias para su propia defensa inmunológica. También el suero contiene factores de crecimiento lipotróficos (que son inductores de la producción de grasa). Un bebé humano duplica su peso en tres meses: primero engorda y luego crece, solo alimentado con leche.

Siempre nos han dicho que tomar leche es indispensable para crecer y mantener saludables nuestros huesos y dientes; la industria de los lácteos nos ha vendido ese mensaje durante años. Pero lo cierto es que el consumo de leche y sus derivados está relacionado con consecuencias graves en la salud, como cáncer, obesidad, osteoporosis, alergias y problemas digestivos, entre otros. Hay estudios científicos de universidades de prestigio que lo refutan; sin embargo, es difícil aceptar este concepto y cambiar los hábitos de alimentación que hemos mantenido o nos han inculcado desde la infancia. Por otro lado, hay muchos intereses económicos creados en el sector ganadero y de los lácteos. Pero si observamos a los animales, nos será más fácil comprender por qué debemos eliminar estos productos de nuestra vida diaria: ellos toman leche solo a edades tempranas, y de su propia especie. Los humanos consumimos leche durante la etapa adulta y, además, de otra especie: la vaca. Estamos actuando en contra de la naturaleza.

Se nos ha dicho que previene la osteoporosis; sin embargo, esta enfermedad tiene un importante componente genético, y entre los factores ambientales que la favorecen está, como ya mencionamos anteriormente, el exceso de grasa corporal (sobrepeso, obesidad), porque entre sus funciones metabólicas la grasa interactúa con el hueso, ya que posee genes que controlan el metabolismo y la remodelación ósea. Además, el calcio mineral de la leche se fija poco en el hueso. Es más importante mantener la estructura proteica (colágeno) del hueso, que aporta calcio, cuyo exceso favorece los cálculos renales. Otro factor importante que favorece la osteoporosis es la inactividad o sedentarismo.

A continuación, enumero cuatro argumentos que ilustran por qué la leche es mala para tu salud:

1. Muchos somos intolerantes a la lactosa, sin saberlo... de ello hablaremos en detalle en el próximo capítulo.

2. Nuestro cuerpo no puede absorber el calcio contenido en la leche. Cuando hablamos de leche, el primer nutriente que nos viene a la mente es el calcio, pero es precisamente la proteína de la leche, la caseína, la que impide que podamos absorber el calcio que contiene. Esto ocurre porque al consumir proteínas animales el pH de la sangre se vuelve ácido y el organismo, como reacción, saca parte del calcio que tenemos en los huesos para poder neutralizar esa acidez. Una investigación científica demos-tró que las personas que toman entre 3 y 5 vasos de leche diarios presentan los niveles más bajos de calcio en la sangre, lo que implica que el consumo en grandes cantidades de proteínas lácteas produce un exceso de acidez que el organismo intenta compensar mediante la liberación de minerales alcalinos. Entonces, el hecho de vivir sin leche no es un impedimento para tener huesos y dientes fuertes; al contrario, se ha demostrado que el consumo de lácteos o de alimentos con calcio no es un factor protector contra el riesgo de fracturas. La leche sí tiene nutrimentos indispensables, pero para obtenerlos no necesitamos tomarla. Los mejores alimentos para adquirir el calcio son los vegetales: un plato de brócoli proporciona más calcio útil que un litro de leche.

3. Su consumo aumenta el riesgo de alergias y asma: la leche de vaca tiene tres veces más proteína que la leche humana. La caseína, una de sus proteínas, es una sustancia muy espesa que nuestro organismo no puede eliminar. En algunas personas se adhiere a los vasos linfáticos del intestino impidiendo la absorción de nutrimentos y ocasionando así problemas inmunológicos, alergias y asma. Además, puede producir gran cantidad de flema (moco), como

mecanismo de defensa, y genera catarros, alergias, otitis, etc.

4. Puede causar cáncer. ¿Cómo consiguen algunos ganaderos que la vaca pueda producir leche en tan altas cantidades? Recurren a la hormona de crecimiento bovino recombinante (rBGH), la cual se le inyecta a la vaca para que produzca más leche de la que podría dar de manera natural. Esto mismo incrementa los niveles de otra hormona denominada «factor de crecimiento insulínico» (IGF-1), que se traspasa a la leche y está relacionada con el cáncer de próstata, mama y ovarios. Los países que tienen menor índice de cáncer, como China, son los que no consumen lácteos.

Además, posee niveles de hierro inferiores a los requeridos por el ser humano, y el calcio y el hierro son minerales sinérgicos; este desequilibrio puede ser coadyuvante en diversos tipos de cáncer. Por otra parte, desde 2006 existen evidencias científicas que demuestran que la mantequilla, la leche y el queso están implicados en una mayor tasa de cánceres hormonales, y en particular el cáncer de mama.

La leche es un alimento de supervivencia y no es apta para los adultos, ya que puede dañar seriamente la salud.

El problema no está en la leche misma, sino en cómo se obtiene. Se ordeña de vacas que están en periodo de gestación, cuya leche contiene 33 veces más sulfato de estrona, un estrógeno que en las mujeres predomina en la menopausia y que favorece el cáncer mamario. Además, hay estudios recientes que han alertado de la posible presencia de determinados elementos tóxicos en la leche. Otro problema añadido al consumo de leche es la gran cantidad de grasa de origen animal (saturada) que contiene, lo que la hace muy calórica. Por eso se recomienda que, pasada la adolescencia, si se consume, sea solo leche desnatada o semidesnatada.

Evitar el consumo de lácteos no es solo una herramienta para bajar de peso, sino un aliciente para la salud. Puede ser difícil acostumbrarte a vivir sin estos productos, pero las mejorías son notorias en la digestión, la piel, los niveles de colesterol y el rendimiento a lo largo del día. Las leches vegetales son buenas opciones para sustituir cualquier leche de vaca (entera, descremada, deslactosada y *light*), calcio orgánico, no mineral, es fácilmente absorbible, y con su suplemento de pocas calorías, lo que evitan el riesgo de padecer enfermedades crónicas y mejorar la calidad de vida.

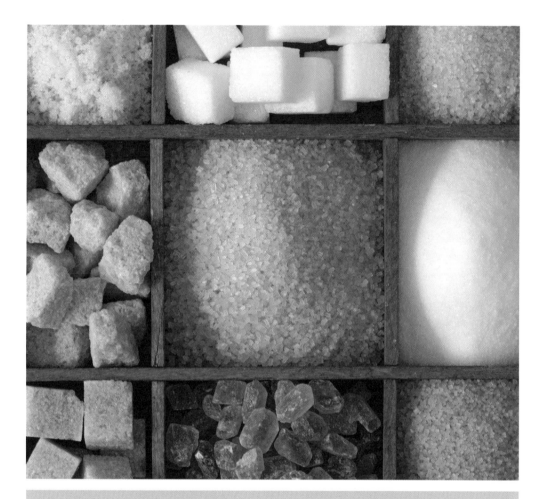

Como se ha mencionado ya varias veces, el azúcar es nuestra mejor recompensa, ya que desde niños nos premiaban con dulces y de bebés nos mojaban el chupete en miel. Esta era la costumbre, que debemos abandonar pues el exceso de azúcar conduce irremediablemente a la diabetes. Además, no siempre lo vemos como en esta foto: hay muchísimos alimentos industrializados que entre sus componentes llevan azúcar; no solo los refrescos o la bollería, sino la salsa kétchup, alguna mostaza, salsas, embutidos y un largo etcétera.

INTOLERANCIAS ALIMENTARIAS, ¿SON UNA MODA?

Se entiende por intolerancia a los alimentos la incapacidad de consumir ciertos alimentos o nutrientes porque provocan efectos adversos sobre la salud. Estos pueden ser más o menos rápidos o graves. Deben distinguirse de las alergias a algún componente de los alimentos. Las reacciones alérgicas pueden ser desde una erupción cutánea hasta un *shock* anafiláctico e incluso la muerte. Están reguladas por el sistema inmunitario y pueden producirse por mecanismos farmacológicos (sustancias en el alimento o liberadas por él que poseen acción farmacológica potencial, como la histamina y la tiramina, entre otras).

Las intolerancias no están mediadas por el sistema inmune y pueden deberse a la deficiencia o insuficiencia de alguna enzima digestiva, pero solo existen tres verdaderas intolerancias genéticas: al gluten, a la lactosa y a la fructosa.

———

Las intolerancias alimentarias no intervienen en el origen o evolución de la obesidad.

———

Al realizar investigaciones sobre la obesidad tratando de conocer más mecanismos involucrados en su producción, se encontraron anticuerpos contra algunos componentes de los alimentos y rápidamente se asociaron a este trastorno, aunque en realidad no tienen nada que ver. Se producen porque tras una gastroenteritis o cualquier inflamación intestinal que ocasiona «poros», es decir, rupturas de uniones intercelulares, las proteínas de los alimentos pasan al torrente sanguíneo, produciéndose así anticuerpos contra esas proteínas extrañas (esto es capaces de producir un anticuerpo en su contra). Estos anticuerpos se asociaron rápidamente con la obesidad hasta el punto de que se diseñó un test que identificó y midió anticuerpos para más de 200 alimentos. Muchos médicos aconsejan dietas donde se restringen total o parcialmente distintos alimentos, dependiendo de la cantidad de los anticuerpos presentes en la sangre en el momento del estudio; sin embargo, se ha demostrado que dichos anticuerpos no están relacionados ni con la ganancia ni con la pérdida ni del peso ni de la grasa.

) VALOR DEL TEST DE INTOLERANCIAS

Para quienes nos dedicamos de una manera científica y seria al tratamiento de la obesidad y al control del peso (adelgazamiento), el test no tiene ningún valor. Los anticuerpos no tienen ninguna participación en la generación de grasa ni peso y no contribuyen en nada al desarrollo de la obesidad. Es un verdadero engaño, y si alguna persona perdió peso con la dieta basada en el test es porque le quitaron una serie de alimentos «teóricamente sensibles», que por supuesto le harían perder peso. Muchos pacientes llegan con el test en la mano y con resultados un tanto peculiares; por ejemplo, intolerancia al mango africano, cuando en su vida lo ha comido ni ha tomado ningún producto que lo contenga, o intolerancia a la carne de búfalo o a los pepinos. Algunos alimentos son muy poco frecuentes y otros muy comunes, y a ninguno de quienes han acudido a mi consulta les ha servido para nada.

El test de intolerancias alimentarias no tiene ningún valor para el tratamiento de la obesidad o el sobrepeso, ya que es variable en el tiempo y depende de la alimentación y de la salud intestinal en el momento del análisis.

) LAS INTOLERANCIAS PERMANENTES O DE BASE GENÉTICA

Constituyen un grupo de reacciones adversas, no tóxicas, que no están causadas por mecanismos inmunitarios (por ejemplo, alergia), que pueden ser de origen enzimático, farmacológico o indeterminado. Los síntomas que causan las intolerancias alimentarias incluyen: trastornos gastrointestinales, cutáneos y respiratorios, que, a menudo, se pueden confundir con los de la alergia alimentaria, y la falta de bienestar general. Esas intolerancias pueden deberse a alteraciones metabólicas, como el déficit de disacaridasas (lactasa) o de otras enzimas. Los síntomas sobrevienen con la ingesta de algún sustrato cuya vía metabólica o absorción intestinal están alteradas. Las siguientes son las verdaderas intolerancias:

▨ Intolerancia al gluten y enfermedad celíaca

Se pensaba que la celiaquía o enfermedad celíaca era un trastorno digestivo, pero actualmente se sabe que se trata de un proceso crónico, autoinmune, que lesiona primero el intestino, atrofiando la mucosa intestinal, y puede dañar cualquier órgano o tejido corporal. Afecta a personas que presentan una predisposición genética. Está producida por una intolerancia permanente al gluten (conjunto de proteínas presentes en el trigo, la avena, la cebada y el centeno —TACC— y productos derivados de estos cereales). Clásicamente, se creía que se trataba de una enfermedad poco frecuente y que afectaba fundamentalmente a niños. En la actualidad, se sabe que la prevalencia mundial es elevada (aproximadamente 1-2% de la población general) y puede desarrollarse a cualquier edad. Al dañar el intestino delgado, altera la absorción de las vitaminas, minerales y demás nutrientes que contienen los alimentos.

No se trata de una simple intolerancia alimentaria, ni mucho menos de una alergia. Puede provocar diarrea o estreñimiento, con clínica digestiva variada y más o menos severa o sin ningún síntoma digestivo, además de pérdida de peso u obesidad, retraso del crecimiento, abdomen abultado, y asociarse con otras enfermedades autoinmunes. En algunos casos, sin un tratamiento estricto puede derivar en complicaciones de salud muy graves, entre las que cabe señalar diversos tipos de cáncer (tanto del aparato digestivo, con un incremento del riesgo del 60%, como en otros órganos), enfermedades cardiovasculares (especialmente miocardiopatías), trastornos neurológicos y psiquiátricos (conocidos como neurogluten), otras enfermedades autoinmunes y osteoporosis. El tratamiento estricto evita o disminuye la aparición de las complicaciones asociadas señaladas.

La celiaquía es una enfermedad autoinmune cuyo tratamiento es una dieta estricta sin gluten de por vida.

La respuesta inmune anormal causada por el gluten puede dar lugar a la producción de diferentes anticuerpos contra diversas proteínas que forman nuestro organismo, por lo que se llaman «autoanticuerpos» y pueden atacar prácticamente a cualquier parte del organismo; esta intolerancia al gluten es permanente. El diagnóstico de sospecha, inicial, se realiza en una analítica de sangre para buscar los tres anticuerpos que se producen con mayor frecuencia. El problema consiste en que existen diferentes formas clínicas de la enfermedad celíaca (clásica, atípica, silente, latente, potencial, etc.), lo que ha venido a demostrar que no siempre se puede establecer un diagnóstico clínico (síntomas) o funcional (anticuerpos). Por ello, para un mejor diagnóstico de la enfermedad celíaca, es imprescindible realizar una biopsia intestinal mediante la extracción de una muestra de tejido del intestino delgado superior, para ver si está o no dañado (diagnóstico de certeza). Para realizar esta prueba es necesario que no se haya retirado el gluten de la dieta. Sin embargo, hay lesiones en el intestino que pueden llevar a confusión, por lo que el diagnóstico definitivo lo establece el estudio genético molecular de susceptibilidad o predisposición a la celiaquía. Y su único tratamiento es una dieta sin gluten. Debido a las dificultades del diagnóstico, se calcula que actualmente cinco de cada seis celíacos (aproximadamente el 83 %) permanecen sin diagnosticar.

Por otra parte, se ha descrito la existencia de una sensibilidad al gluten no celíaca, como una reacción al gluten en la que se han excluido los mecanismos alérgicos y autoinmunes. Es decir, son pacientes que presentan dos de los tres autoanticuerpos negativos, aunque uno de ellos puede estar presente y la mucosa duodenal es normal. Los síntomas desaparecen con una dieta sin gluten y reaparecen con la sobrecarga de gluten, y, hasta el momento, se trata esencialmente de un diagnóstico de exclusión, lo que implica una entidad distinta de la enfermedad celíaca. Se ha observado que pacientes con el síndrome de colon irritable presentan un cuadro clínico similar, por lo que, ante la duda, es mejor suprimir el gluten de la dieta.

CONSEJO

- Si sufres síntomas digestivos o de otro tipo que empeoran cuando comes gluten (pan, galletas, alimentos procesados, etc.), pide a tu médico que descarte la intolerancia al gluten.

■ Intolerancia a la lactosa

La lactosa es el azúcar que se encuentra en la leche y en otros productos lácteos. Es un disacárido (azúcar doble) formado por la unión de una molécula de glucosa y otra de galactosa (monosacárido).

El cuerpo necesita una enzima llamada «lactasa» para digerir la lactosa separando las dos moléculas para obtener los dos azúcares que estaban unidos. La intolerancia a la lactosa se presenta cuando el intestino delgado no produce suficiente cantidad de esta enzima. Datos de la Facultad de Medicina de Harvard señalan que hasta el 70 % de la población mundial en promedio es intolerante a la lactosa, de lo que se deduce que la intolerancia no es una enfermedad, sino un estado fisiológico normal. Pero la frecuencia es muy variable dependiendo las poblaciones: en España, podría afectar al 30 % de la población, pero tenemos el caso de la comunidad gitana, donde la intolerancia llega hasta casi el 100 %.

Esto ocurre porque, entre los dos y los cuatro años de edad, nuestro cuerpo empieza a perder la enzima lactasa, ya que su gen se «apaga» y, al seguir consumiendo leche, la lactosa que no se digiere permanece en el intestino, donde la fermentan las bacterias del colon, lo que nos causa gases, dolor e inclusive diarrea, pero no llega a ser un problema grave. En algunos casos, los bebés pueden nacer con un defecto genético heredado y no pueden producir la enzima lactasa (deficiencia). Pero la intolerancia primaria a la lactosa se manifiesta, en la mayoría de los casos, en la pubertad o en la adolescencia tardía. También la persistencia de los niveles de la enzima altos, similares a los de la infancia, es hereditaria, pero en este caso, al ser un gen mayor, sigue los patrones clásicos de la herencia y se transmite de padres a hijos (forma dominante). La gravedad de síntomas varía según la cantidad de lactosa ingerida, la forma en la que se presenta la lactosa (no es lo mismo tomarla en leche entera que en forma de yogur, ni tomarla sola que acompañada por cereales) y de la tolerancia individual (hay pacientes que con solo entre 5 y 12 g contenidos en entre 100 y 250 cc de leche pueden presentar síntomas).

La intolerancia a la lactosa es una condición muy frecuente y no puede considerarse una enfermedad.

También existen casos adquiridos de intolerancia a la lactosa cuando el paciente sufre una enfermedad que compromete o lesiona el intestino delgado (infecciones, celiaquía, etc.), lo que provoca que se produzca menos cantidad de la enzima lactasa. El tratamiento de esta enfermedad subyacente puede mejorar los síntomas de la intolerancia a la lactosa. Al igual que ciertas enfermedades producen una intolerancia a la lactosa, la intolerancia a la lactosa mantenida y no tratada produce alteración en el intestino con efectos no deseados en la absorción intestinal, la inmunología, la flora intestinal, etc. Para evitar molestias digestivas como hinchazón del abdomen, gases, etc., es mejor dejar de tomar lácteos o al menos tomarlos sin lactosa (y desnatados).

> **RECUERDA:** Para digerir el azúcar de la leche se requiere una enzima que todos tenemos al nacer, pero que disminuye en la infancia. Solo algunos mantienen los niveles que tenían de niños y esta característica se hereda.

■ Intolerancia a la fructosa

Hay que diferenciar entre intolerancia hereditaria a la fructosa (fructosemia) y la mala absorción de fructosa y sorbitol.

La intolerancia a la fructosa es una enfermedad de origen genético. Se conocen dos causas: la primera es una deficiencia de la enzima que la metaboliza (fructosa-1,6-bisfostato aldolasa) en el hígado, riñón e intestino delgado, que puede causar hipoglucemia y cuyo tratamiento implica la completa exclusión de la fructosa de la dieta, alimentos que contengan fructosa (principalmente las frutas), sacarosa (disacárido formado por fructosa y glucosa) y sorbitol (azúcar invertido que puede contener sacarosa o fructosa). La segunda causa es por falta de otra enzima, la fructoquinasa: en este caso, es más benigna y en ocasiones se desarrolla en forma asintomática y no necesita un tratamiento específico.

> Hay que diferenciar entre la intolerancia hereditaria a la fructosa, que aparece en etapas tempranas de la vida, y la mala absorción de la fructosa y el sorbitol, que se manifiesta en la edad adulta.

Por otra parte, la mala absorción de fructosa, también conocida como «intolerancia secundaria a la fructosa», es un trastorno del metabolismo por el cual una persona sufre falta o inactividad de la proteína transportadora específica necesaria en la absorción intestinal de la fructosa. En estos casos, la fructosa ingerida no se absorbe a través del intestino delgado y alcanza el intestino grueso, donde la fermentan las bacterias intestinales, formando gran cantidad de gas, causante de las numerosas molestias intestinales de estos pacientes. Esta condición es muy frecuente (se estima que afecta a un 30 % de la población). La tolerancia es muy personal y oscila entre 1 y 20 g. Se recomienda disminuir la ingesta de fructosa y sorbitol hasta un nivel que no provoque sintomatología. Hay que limitar la ingesta de alimentos con un contenido de fructosa superior al de glucosa (frutas, miel, azúcar, edulcorantes, lácteos, cereales, legumbres, etc.), así como alimentos que contengan mezclas de fructosa y sorbitol (frutas, algunas verduras, frutos secos, lácteos, conservantes), siguiendo la llamada dieta FODMAP o dieta del síndrome del intestino irritable.

Para diferenciar la intolerancia hereditaria de la mala absorción de la fructosa hay que hacer una historia clínica muy detallada; sin embargo, en muchas ocasiones los síntomas son similares, por lo que el diagnóstico definitivo se hace a través del estudio del ADN (genética molecular).

CONSEJO

- Si tienes molestias gastrointestinales, descarta que tengas problemas de intolerancia o mala absorción de la fructosa.

LAS DIETAS
DE ADELGAZAMIENTO

Creo que la mayoría de los lectores, y yo misma, hemos hecho o al menos intentado hacer algún régimen, plan o dieta de adelgazamiento, porque a todos nos gusta vernos y sentirnos bien, y nos molestan esos kilos de más. A veces no logramos nuestro objetivo al no saber cómo hacerlo y simplemente seguimos lo que las revistas, la televisión o la publicidad nos venden como dietas ideales, y luego las dejamos porque pasamos hambre, nos sentimos débiles o nos gana la ansiedad, pero estoy segura de que nadie ha fracasado porque ha querido, sino porque no ha podido. Por eso, ahora quiero daros algunos consejos científicamente demostrados que puedan ayudaros a controlar esa grasa de más, que se nos instala sin que lo deseemos y casi sin que nos demos cuenta.

) ¿EXISTE UNA DIETA TIPO O IDEAL?

Así como no todos podemos comer lo mismo ni a lo largo de la vida podemos comer siempre igual, no hay una dieta de adelgazamiento ideal o que sea efectiva en todos los casos. Ya vimos que la obesidad es una enfermedad muy compleja y multifactorial, que se inicia en una persona sana y delgada que poco a poco va ganado grasa y peso. Puede comenzar en la infancia o ya en la madurez, no hay reglas, y puede ser una ganancia rápida, secundaria a un evento específico como dejar de fumar, una cirugía o una circunstancia que nos estresó mucho (divorcio, pérdida de un familiar, cambio de trabajo, etc.). En definitiva, son diversos los mecanismos que conducen al exceso de grasa y, por tanto, no hay una única solución.

No todos somos iguales, por lo que no todos podemos comer igual, ni la misma dieta sirve para todos.

Según vemos en este esquema de los diferentes tipos de dieta, en la base se encuentra la dieta equilibrada, la que en teoría te mantiene el peso y que para nosotros es la dieta mediterránea. Vamos subiendo los escalones según la eficacia probada de cada dieta hasta que en la parte superior se encuentra la cetogénica adicionada con DHA.

CONSEJO

• Acude a tu médico especialista, quien determinará cuáles son las causas por las que engordaste y te pondrá la dieta que necesites, según tu caso.

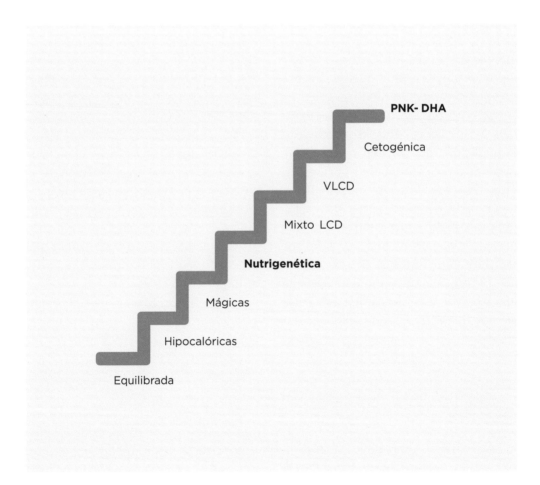

⟩ DIETA CETOGÉNICA: MITOS Y REALIDADES

Recordemos, la acumulación de grasa en el cuerpo no es solo una cuestión termodinámica (lo que comemos menos los que gastamos), sino el resultado de un proceso metabólico, surgido a través de millones de años de evolución. La que gobierna el metabolismo es la insulina, y durante el desarrollo de la evolución se produjo resistencia a esta hormona para evitar bajones de azúcar (hipoglucemias) con el fin de sobrevivir cuando no hubiera alimento. En otras palabras, podríamos pensar en las hormonas como llaves que abren diversas cerraduras y estas cerraduras están en los tejidos que son susceptibles a la acción de esas hormonas. A las cerraduras que permiten la acción de las hormonas se las llama «receptores». Así, la insulina actúa a través de su receptor en las células sensibles. Cuando un receptor no funciona adecuadamente, decimos que existe «resistencia» a ese receptor, y la resistencia es cualitativa, lo que significa que funciona menos, no que no funcione. Para que un receptor funcione bien es preciso activarlo primero. La resistencia que se originó para asegurar la supervivencia es funcional, pues lo que se altera es la activación de su receptor, aunque tanto el receptor como la propia insulina permanecen normales. Esta resistencia en la función del receptor se potencia por la inflamación de la grasa (lipoinflamación), que ocurre en la grasa visceral o intraabdominal que rodea al hígado, el páncreas, la aorta, etc. Por esa resistencia, los hidratos de carbono no pueden metabolizarse bien; es decir, la glucosa no puede pasar adecuadamente al interior de las células y nuestro organismo lo recibe como que no hay suficiente alimento, por lo que los hidratos se transforman rápidamente en grasa, como sucedía antaño. En un intento de compensar esa resistencia, el páncreas produce más insulina y los pacientes tienen niveles más altos de esta hormona, lo que provoca mayor formación de grasa, y así va incrementándose paulatinamente y formando un círculo vicioso. Por otra parte, si la insulina se encuentra baja, entonces se quema grasa. Por lo tanto, si reducimos drásticamente la ingestión de hidratos, la insulina disminuirá lo suficiente para permitir la oxidación de las grasas acumuladas para obtener toda la energía que nuestro organismo necesita.

Las dietas cetogénicas son aquellas que usan una vía metabólica normal, fisiológica, que todos tenemos, pero que solo utilizamos en casos de emergencia, cuando no hay suficientes hidratos y entonces se emplea la grasa como fuente de energía; es decir, utilizamos la grasa que tenemos en los depósitos, en vez de la glucosa.

Las dietas cetogénicas de Atkins y Dukan entran en el capítulo de dietas mágicas por no estar controladas por especialistas.

Inicialmente no era más que un tipo de dieta en la cual la proporción de hidratos se reducía notablemente y se incrementaba el consumo de grasas, manteniendo normales o altas las proteínas (dieta de Atkins), con el fin de «forzar» al cuerpo a consumir de nuevo grasas para fomentar su oxidación, lo que daba lugar a la formación de cuerpos cetónicos, los que le dan el nombre a este tipo de dietas. Los cuerpos cetónicos (son tres) se producen cuando el hígado utiliza la grasa. El más conocido es la acetona, que se elimina a través de la orina. Esta dieta era poco saludable, ya que incrementaba mucho todo tipo de grasas, por lo que se incrementaba el riesgo cardiovascular. Por ello tuvo muchos detractores. Muchos de los pacientes que la hicieron

siguiendo los consejos del libro escrito por Atkins y sin control médico sufrieron complicaciones importantes, de ahí su mala prensa. No está aconsejada por ningún médico ni nutricionista profesionales. Se la engloba dentro del grupo de las dietas mágicas.

Con posterioridad, otra dieta cetogénica, pero en esta ocasión hiperproteica y ligeramente alta en grasa, fue la Dukan. Muchas personas la hicieron siguiendo las instrucciones del libro que este médico escribió y comprando los productos que elaboró, que se podían adquirir en el supermercado. En este caso sobrecargaba el hígado y el riñón, y también ocasionó muchas complicaciones en las personas que la hicieron. Está totalmente prohibida y el doctor Dukan fue expulsado del colegio médico francés al que pertenecía. Estos dos ejemplos causaron mala impresión en muchas personas que aún hoy piensan que todas las dietas cetogénicas son iguales a las descritas.

CONSEJO

- Nunca hagas una dieta basada en un libro o una revista sin la supervisión de un especialista en nutrición o endocrinología.

El fundamento de la dieta cetogénica es el de una intervención terapéutica cuyo objetivo es generar una situación de cetosis similar a la del ayuno. De hecho, hay centros de adelgazamiento que utilizan directamente el ayuno, solo acompañado de zumos de verduras. El problema es que, al igual que en el ayuno, al no haber proteínas ni grasas como en las dietas anteriores, el organismo consume, además de la grasa, sus propios músculos para obtener la proteína necesaria. Hay varias dietas milagro que proponen días de ayuno para «detoxificar el cuerpo», y los pacientes bajan de peso porque pierden músculo, pero no llegan a entrar en cetosis, al menos no en una cetosis importante, por lo que la cantidad de grasa que pierden es poca.

En 1970, el doctor Blackburn, cirujano jefe del Boston Medical Hospital de Harvard, ideó una dieta cetogénica que llamó «ayuno ahorrador de proteínas». Quería evitar la pérdida de músculo, ya que sus pacientes operados no podían alimentarse con comida normal. Sentó así las bases científicas del método PNK®. Pertenece al grupo de las VLCD (de muy bajo contenido calórico, ya que se ingieren entre 600 y 800 kcal).

La cetosis es un mecanismo normal que utiliza nuestro cuerpo para obtener energía de la grasa. Como vimos en capítulos anteriores, nuestro organismo habitualmente obtiene la energía del azúcar (glucosa), que en su mayoría proviene de los hidratos de carbono que comemos, pero cuando por algún motivo (dieta, ayuno, enfermedad, etc.) dejamos de consumirlos y se agotan las reservas que tenemos, nuestro cuerpo empieza a utilizar la grasa. Al quemarla se producen unas sustancias que se llaman «cuerpos cetónicos» (entre ellos, acetona), por lo que este estado fisiológico de nuestro organismo recibe el nombre de «cetosis». Una dieta cetogénica busca la pérdida total de la grasa, por lo que se reducen los hidratos al mínimo con el fin de que nuestro cuerpo pueda aprovechar la grasa almacenada. Si nuestro organismo está sano, la cetosis no representa ningún peligro, pues, como mencionamos antes, utiliza una vía metabólica normal que todos usamos cuando estamos en ayuno.

La cetosis es un estado fisiológico normal de nuestro cuerpo, que utiliza la grasa para obtener energía cuando ayunamos.

Por otra parte, cabe señalar que la cetosis es un mecanismo de supervivencia que la humanidad siempre utilizó cuando no había comida; por ejemplo, los centuriones romanos luchaban en cetosis, así como muchos guerreros y soldados en diferentes guerras que nos relata la historia.

Cuando una molécula de ácido graso se oxida, el hígado la divide en tres partes: una va a la mitocondria y entra para dar energía en vez de la glucosa; otra va al cerebro y bloquea los centros del hambre/saciedad y el de comida por recompensa, con lo cual no pasamos ni hambre ni ansiedad por la comida, y la tercera, que es la acetona, se elimina a través de la orina, por lo cual hay que beber mucha agua y reponer los minerales que se pierden. Este mecanismo lo utiliza el método PNK® para quemar rápidamente la grasa pero preservar el músculo, ya que se administra una proteína de alto valor biológico y gran calidad química, complementada con DHA para resolver la lipoinflamación, por lo que puede considerarse un tratamiento médico. Al ser normoproteica, no afecta ni al hígado ni al riñón; por otra parte, solo se permite una cucharada de aceite de oliva virgen extra, lo que la hace también baja en grasa. Además, se pauta comer verdura alta en fibra para dar saciedad y ayudar a la motilidad intestinal, evitando el estreñimiento, y

100 g de verdura, que tiene algún azúcar absorbible, ya que una parte del cerebro es glucodependiente, y así tiene la glucosa necesaria para su correcto funcionamiento (50 g). En promedio, nuestras reservas de glucógeno se consumen en 1 o 2 días, tiempo en que se tarda en entrar en cetosis. Además de eficiente, para que sea seguro, el método PNK® está suplementado con vitaminas y minerales, de acuerdo con lo establecido para las dietas VLCD como esta, con lo que se evita cualquier complicación.

RECUERDA: La vía metabólica de la cetosis es una vía alternativa que tiene nuestro organismo para sobrevivir cuando no hay comida. Utiliza nuestra propia grasa para proporcionarnos energía cuando no podemos obtenerla del medio ambiente.

Se ha hablado mucho de si es bueno perder peso/grasa rápidamente. Muchos argumentan que si se pierde rápido vuelve a ganarse rápido, pero en este método se incluyen paulatinamente los alimentos naturales: primero, las proteínas; luego, los hidratos, de acuerdo con su índice glucémico, y más adelante, las grasas, lo que permite una reeducación metabólica y del páncreas, así como un aprendizaje mental y emocional para adquirir nuevos hábitos y empezar un nuevo estilo de vida, ya que, además de la dieta, el método PNK® incluye la actividad física y el *coaching* para ayudar a las personas a que se vuelvan activas y aprendan a comer con plena consciencia y sin ansiedad. El paciente es el centro de un equipo multidisciplinar que incluye al médico, a los dietistas-nutricionistas, al experto en actividad física y al *coach*. Cada día son más las evidencias científicas y mayor el número de publicaciones internacionales, generadas por el propio grupo y por otros, que avalan este método como el tratamiento médico idóneo de la obesidad y el sobrepeso, y que ofrece una alternativa a la cirugía en casos de obesidades importantes. De hecho, estudios muy importantes realizados en diversos países y publicados en revistas médicas de gran prestigio, como *New England Journal of Medicine, British Medical Journal, American Journal of Endocrinology, Endocrine, Journal of Endocrinology and Nutrition*, etc., demuestran que la pérdida de peso, rápida y de gran magnitud, motiva a los pacientes, ayuda a la adherencia a la dieta y mejora el mantenimiento a largo plazo.

El método PNK® está considerado como un tratamiento médico porque resuelve la lipoinflamación.

El protocolo de investigación inicial de este método en España se realizó en un hospital público de Madrid y cumplió con todos los requisitos éticos y metodológicos que imponen los comités hospitalarios, del cual yo misma fui investigadora. Se hizo un estudio comparativo con una dieta hipocalórica de tipo mediterráneo. Los resultados, con un seguimiento a dos años y publicados en la revista *Endocrine*, demostraron la eficacia y seguridad del método, así como la calidad de la pérdida, que brinda a los pacientes una pérdida más rápida, por lo que consiguieron dejar de ser obesos antes y mejoraron su salud.

Hay otras dietas cetogénicas, aparentemente similares, aunque sin la rigurosidad científica, la calidad de los productos, la amplitud del método, la suplementación completa o la participación del equipo multidisciplinar, pero en ningún caso tratan la lipoinflamación, que es lo que evita la ganancia de peso posterior y que es el pilar central del método PNK®. Además, al mantener el músculo, no disminuye el metabolismo basal, lo que ayuda también a no recuperar lo perdido.

> **RECUERDA:** La pérdida de peso rápida e importante no es mala; todo lo contrario: te motivará más, hará que no abandones la dieta y te ayudará a mantener los resultados a largo plazo.

⟩ DIETAS MÁGICAS

Hay muchas y muy diversas. Unas prometen pérdidas rápidas, otras utilizan los métodos más absurdos y cada día aparece una nueva que gana adeptos y se pone de moda si la publicitan adecuadamente. Ya vimos dos, la de Atkins y la de Dukan; hay otras, como la de Montignac, la de la alcachofa, la del ayuno alterno, la paleolítica, etc. Las hay con nombres llamativos y promesas exageradas como «baje 20 kilos en menos de un mes» o «adelgace comiendo solo naranjas». Generalmente están basadas en comer pocos alimentos y de muy pocas calorías. Algunas son solo mentiras que juegan con nuestro bolsillo, nuestra salud y con nuestras ilusiones. Todas estas dietas prometen perder peso de manera rápi-

da y sin esfuerzo. Aparentan ser prácticas e inofensivas, pero pueden ser muy perjudiciales, además de poco efectivas, ya que el peso perdido se recupera casi siempre de manera inmediata y no fomentan una buena educación alimentaria, incluso al contrario, favorecen la anorexia, la bulimia y la comida por atracones, como el caso del «médico» que daba a sus pacientes una pastilla y les permitía comer todo lo que quisieran en una hora. Sobra cualquier comentario.

> Las dietas mágicas no tienen fundamento científico y en su mayoría son nocivas para la salud.

Otros problemas de estas dietas es que carecen de muchos nutrientes esenciales y estos no se reemplazan, por lo que pueden causar muchos problemas de salud y no pueden mantenerse durante mucho tiempo; producen debilidad, se pasa hambre y terminan con frustraciones y problemas psicológicos. Siempre que reduzcamos las calorías perderemos peso, pero cuando nuestro organismo detecta una brusca disminución de la ingesta, entra en modo ahorro, es decir, disminuye su gasto metabólico y guarda grasa. Al volver a una dieta normal, continúa con el sistema de bajo consumo, por lo que volverá a engordar; es lo que se conoce como efecto rebote, que será mayor cuanto más músculo pierda.

Y no solo hay dietas mágicas, sino medicamentos, cremas, etc., milagro, que te permiten adelgazar rápidamente. La mayoría son mentiras o verdades a medias. Los productos de venta en farmacias o herbolarios son a base de fibra, que permiten disminuir el índice glucémico de los hidratos, pero su resultado es similar al de la ingesta de verduras verdes, aunque sin aportar los beneficios de vitaminas y minerales de los vegetales. Otros llevan suplementos alimentarios cuyo resultado no ha sido científicamente comprobado y su acción es muy débil y relativa. Medicamentos antiobesidad hay muy pocos, solo puede prescribirlos un médico y, en general, acompañando a una dieta.

CONSEJO

- Si quieres adelgazar, busca el consejo del profesional y no intentes por tu cuenta hacer una dieta que te promete mucho, pero que puede dañarte seriamente.

⟩ DIETA HIPOCALÓRICA

Es la única que durante mucho tiempo han aceptado los nutricionistas y endocrinólogos, y hasta la fecha es la que muchos aceptan como válida para el tratamiento de la obesidad; sin embargo, es obvio que no ha funcionado, puesto que la epidemia de obesidad no se frena y las personas que hacen una dieta hipocalórica fracasan porque la abandonan o vuelven a engordar, ya que no solo se pierde grasa, sino también músculo, y como comentamos al hablar de las dietas mágicas, el organismo entra en modo ahorro.

La dieta hipocalórica ha sido, hasta hace poco, la única aprobada por médicos y nutricionistas para perder peso.

Es una dieta balanceada, donde no hay alimentos prohibidos, solo restricción de calorías, pero el organismo no es una máquina cuenta calorías: el cálculo calórico es puramente teórico, si no es totalmente erróneo; es absolutamente aproximativo y, de todas formas, rigurosamente inútil: ninguna tabla indica las mismas cifras, ya que depende de muchos factores, desde el tipo de cocción o preparación de los alimentos, a la cantidad de fibra que los acompañe, la absorción intestinal propia y la microbiota, la hora del día (cronobiología), el pH de los alimentos, el fraccionamiento de la alimentación, etc., y aunque hay más razones, esto debería ser suficiente para convencernos de que contar calorías es absurdo.

Ampliando lo anterior, un estudio publicado en 1997 muestra el fracaso de las dietas hipocalóricas. Concluyó que los norteamericanos habían disminuido sus aportes energéticos un 4 % y su consumo de grasas un 11 %. El consumo de productos *light* pasó de un 19 % a un 76 % en diez años. A pesar de esto, la obesidad aumentó en un 31 %. Los autores de este estudio, desconcertados por sus resultados, lo titularon «La paradoja estadounidense». Este estudio, sin embargo, solo confirma una realidad comprobada: al contrario de lo que dicen los nutricionistas, no existe ninguna correlación entre la obesidad y el número de calorías de los alimentos. A partir de entonces se han realizado diversos estudios en varios países europeos, incluyendo Rusia, en niños y adultos, y se han obtenido los mismos resultados: el aumento de peso no depende solo de los aportes calóricos; los mecanismos son más complejos. El organismo se adapta al menor consumo de calorías y acumula grasa.

Nuestro organismo no es una máquina de contar calorías y la restricción brusca de estas hace que entre en modo ahorro, disminuyendo el gasto energético.

Sorprendentemente, en Rusia el 56 % de las mujeres de más de 30 años son obesas a pesar de consumir menos de 1500 calorías diarias y de que gastan mucha energía en sus trabajos (campesinas, artesanas y obreras), lo que concluye que el gasto energético por sí mismo no es determinante en el aumento de peso.

De todo lo expuesto se deduce que el concepto de balance energético que funda las dietas hipocalóricas es erróneo. Como mencionamos en el caso de las dietas mágicas, cuando hay una disminución de la ingesta, el organismo disminuye su gasto energético. La dieta hipocalórica es ineficiente, porque cuando se reducen los aportes calóricos, el cuerpo aumenta su rendimiento energético por puro instinto de supervivencia; es decir, cuantas menos calorías se le den al organismo, menos consumirá.

) DIETA PERSONALIZADA: LO QUE SIGNIFICA

Existen dos tipos de dietas personalizadas:

El primer tipo está indicado para mejorar la salud de los pacientes que tengan una enfermedad que requiera una nutrición especial y que no incluye necesariamente sobrepeso u obesidad. El mejor ejemplo, por ser muy frecuente, es el caso de los diabéticos, que deben disminuir los hidratos de carbono y restringir aquellos alimentos que tienen un índice glucémico alto, por lo que necesitan un aporte especial de fibra, entre otros aspectos. Otros ejemplos son aquellos pacientes que sufren intolerancias a ciertos alimentos: gluten, lactosa, fructosa u otros azúcares, así como dietas específicas para el colon irritable (FODMAP), para enfermos de cáncer, dieta antiinflamatoria, dieta para la candidiasis intestinal o genital, o también dietas para engordar, caso de los pacientes con anorexia o desnutrición y un sinfín de etcéteras.

> Las dietas personalizadas no son iguales para todos, sino que están elaboradas específicamente de acuerdo con las necesidades y características específicas de cada paciente.

El segundo tipo de dieta es para adelgazar, y está pensada según las características, necesidades, apetencias, horarios, etc. de cada paciente; no es una dieta del cajón prediseñada que se les da a todos, sino de acuerdo a la historia clínica, los antecedentes familiares y personales del paciente, después de analizar cuál es la causa aparente de la obesidad y siempre basada en las premisas básicas de la Nutrigenética, de la que hablaremos con detalle enseguida.

CONSEJO

- Si tienes alguna necesidad o carencia específica, recuerda las palabras de Aristóteles: «Que tu alimento sea tu medicina, y tu mejor medicina, tu alimento». Busca consejo de un profesional que te dé una dieta diseñada para ti.

⟩ DIETA BASADA EN LA GENÉTICA

En el capítulo 5 hablamos de la nutrigenética. Recordaremos algunos conceptos que vimos en ese capítulo para que sea más fácil entender esta dieta.

En relación con la obesidad, la nutrigenética identifica los genes cuyos polimorfismos pueden ser más susceptibles de desarrollar la obesidad y sus complicaciones (diabetes tipo 2 y enfermedades cardiovasculares). Recordad que somos seres diurnos y tenemos un ritmo circadiano de 24 horas luz/oscuridad, y que durante la mañana se lleva a cabo el metabolismo. Todas las reacciones químicas que lo realizan y las que producen las hormonas son proteínas, por eso es de suma importancia desayunar proteínas. Por otro lado, recordemos que el hígado está diseñado para digerir de día y detoxificar de noche, por lo que es necesario cenar lo más temprano y ligero posible, y no irnos a la cama o al sillón después de una cena abundante y tardía. Como decían nuestros abuelos: «Desayuna como un rey, come como un señor y cena como un mendigo». En España, como solemos terminar muy tarde de trabajar, cenamos muy tarde, pero como es el momento de la recompensa y la reunión familiar, cenamos mucho; de esta forma, no descansamos bien, nuestro hígado tiene que digerir las grasas en vez de detoxificar y nos levantamos cansados, sin energía y saciados. Lo que escucho a diario: «no me entra nada por la mañana, a veces hasta media mañana o la hora de comer». Pero, además, son las proteínas las que producen la saciedad química, por lo que, si no las desayunamos, tendremos mucha hambre en la tarde-noche y cenaremos más (se junta el hambre con el apetito o recompensa).

La dieta basada en la nutrigenética es la que mejor nos permite mantener el peso, la grasa, la saciedad y la energía, ya que está diseñada acorde con nuestra biología.

Por otro lado, lo que estimula a los genes ahorradores es el hambre, así que muchas veces están activados porque hemos pasado hambre por hacer dietas muy restrictivas o simplemente por pasar muchas horas sin alimento y entonces, cuando volvemos a comer con normalidad, volvemos a ganar lo perdido, por lo que en la Nutrigenética se exige no pasar hambre, tanto para no tener bajones de glucosa como para no activar nuestros genes ahorradores, así que se debe comer poco y con frecuencia para mantener una buena relación glucosa/insulina.

De acuerdo con los conceptos anteriores, la dieta basada en la Nutrigenética es cronobiológica, es decir, va acorde al ritmo luz/oscuridad, siempre incluye proteínas en el desayuno y en general es baja en grasa —primordialmente saturada—, en alimentos procesados o precocinados y en hidratos de carbono con índice glucémico alto (refinados), y ligeramente más alta en proteínas. También es antiinflamatoria y fraccionada (no se puede pasar más de tres horas sin alimento), por lo que incluye dos o tres meriendas: media mañana, media tarde y recena; si la mañana es muy larga, se deben tomar dos meriendas, o en la tarde si esta es muy larga, o la recena si se cena temprano o se acuesta uno muy tarde.

CONSEJO

- La dieta basada en la genética nos sirve tanto para perder la grasa en casos de sobrepeso u obesidad como para mantenernos.

Una forma muy eficiente de mantenernos es guardar el régimen más o menos estricto o riguroso de lunes a viernes, teniendo libertad los fines de semana, aunque respetando los conceptos básicos (desayuno abundante, no pasar mucho tiempo sin alimento y no saltarse las meriendas de media mañana y media tarde).

Si queremos hacer la dieta realmente personalizada, se puede realizar un estudio genético molecular del ADN que nos permite cuantificar la carga genética analizada en relación con los factores medioambientales y conocer cuántos y cuáles de entre los genes ahorradores analizados tenemos y el sitio metabólico donde actúan, para poder dar una dieta y, si es preciso, un tratamiento médico más eficaz, tanto para lograr la pérdida de grasa como, sobre todo, para conseguir un adecuado mantenimiento, es decir, para no volver a engordar, sino mantenernos en un peso saludable el resto de nuestra vida, sabiendo qué y cómo debemos comer.

Además de determinar cuáles son nuestros polimorfismos ahorradores, la nutrigenética predice las complicaciones cardiometabólicas.

Muchas veces se debe empezar con una dieta cetogénica, en la que el paciente estará en cetosis el mayor tiempo posible para conseguir que se inactiven los genes responsables. En el estudio genético que nosotros recomendamos se han escogido veintiún genes ahorradores seleccionados: son los más asociados a la obesidad y los más frecuentes en la población española, aunque se pueden estudiar muchos más. Se incluyen los que condicionan la conducta alimentaria, los que controlan la termogénesis

(producción de calor) y la fabricación de grasa, los que están involucrados en el proceso inflamatorio de la grasa, favorecen la resistencia a la insulina (y por tanto favorecen la diabetes tipo 2) y confieren susceptibilidad a la hipertensión y enfermedades cardiovasculares. Este último punto es importante, porque el estudio es también predictivo y preventivo de algunas complicaciones de la obesidad, y nos permite, con medidas dietéticas, evitarlas o retrasar su aparición y la gravedad que implican.

CONSEJO

- Si quieres mantenerte en forma, sigue la dieta de lunes a viernes y sé más flexible en las comidas y las cenas de los fines de semana o dos días cualesquiera. Las calorías deben tomarse de más a menos a lo largo del día: desayuno abundante, comida regular y cena ligera, y al menos dos o tres meriendas al día.

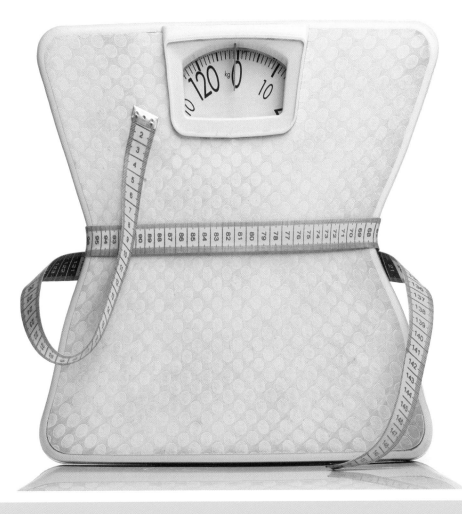

Tradicionalmente y hasta la fecha, lo que más nos preocupa es el peso y utilizamos constantemente la báscula. Sin embargo, como se menciona en este libro, lo que realmente debe preocuparnos es la grasa, la que nos aumenta el volumen del cuerpo y nos genera enfermedades. Por ello es más importante estar más pendiente de las medidas (usando la ropa como control o directamente la cinta métrica) que del peso.

EJEMPLOS
DE MENÚS

) ¿CÓMO CALCULAR LA COMIDA?

Empieza por reducir el tamaño de las raciones. Utiliza la mano para calcular:
• La carne, si es gruesa, del tamaño de la palma de la mano; si es delgada, del tamaño de la mano.
• Verduras: las que te quepan en las dos manos abiertas y juntas.
• Los cereales, legumbres, pasta y arroz: lo que cojas en un puño cerrado (en crudo).
• Fruta de tamaño pequeño o mediano.

) ¿CÓMO COMPRAR?

Nunca vayas al súper sin haber comido, pues comprarás cosas más calóricas. Compra lo indispensable y no de más, «por si acaso», ya que cuando estés aburrido o tengas ansiedad, lo comerás. Evita los alimentos precocinados o procesados.

Al levantarte, desayuna. Nunca salgas de casa sin comer algo. No debes saltarte ningún alimento y tienes que prohibirte pasar hambre.

) ¿CÓMO COCINAR?

• Usa preparaciones bajas en grasa: utiliza sartén antiadherente, horno, plancha, microondas, baño maría, cocción en papillote, al vapor, a la parrilla, hervido o a la brasa. En muchas ocasiones puedes cocinar con vino en lugar de hacerlo con aceite.
• Modera el consumo de sal y potencia el uso de especias y condimentos.
• No utilices pastillas sazonadoras, salsas preparadas ni alimentos precocinados.
• Prepara una vinagreta con aceite, vinagre, limón y mostaza para que te cunda más y uses menos aceite.
• Prepara salsas sin utilizar nata y espésalas con maicena.

Los menús preestablecidos son difíciles de cumplir y pueden crear ansiedad, pues están elaborados según las preferencias del prescriptor y contando calorías que, como ya hemos visto en el capítulo anterior, son totalmente inexactas y relativas. Lo más importante es que nos permitan mantener la grasa a raya toda la vida, por lo que serán más estrictas para perder peso, pero menos para el mantenimiento. Como dijimos: 5 días de dieta y el fin de semana libre. Recuerda, no tienes que acabarte todo lo que esté en el plato. No es mala educación ni desprecio hacia quien te invita. Lo que quede en el plato no va a quitar el hambre en África, pero sí te va a hacer engordar. Cuando vayas a un restaurante, no debes comerlo todo solo porque haya que pagar la cuenta.

) DESAYUNO

A escoger:

a) 2 huevos al gusto: duros, pasados por agua, escalfados, al microondas, en tortilla, revueltos, a la plancha (no fritos), con la menor cantidad de aceite posible.

- Si se requiere aumentar la proteína (con la edad, después de una cirugía o enfermedad crónica o por deficiente ingesta previa de proteínas), se pueden hacer revueltos o en tortilla y agregar pavo, jamón york, lomo, gambas, atún natural, etc.
- Si se requiere aumentar las verduras (en general, la mayoría de las personas comen pocas verduras y deberían ocupar al menos la mitad del plato): revuelto o tortilla de champiñones, espárragos, calabacín, espinacas, pimiento asado, tomate, etc.

+ 2 tostadas del tamaño de la mano (que obviamente es menor en el caso de la mujer).

Para los que no pueden tomar alimentos refinados o gluten, cambiar por tortitas de maíz o de arroz o pan de maíz, pero no de centeno ni de avena o espelta: 3 (en el caso de los hombres) o 2 (para las mujeres).

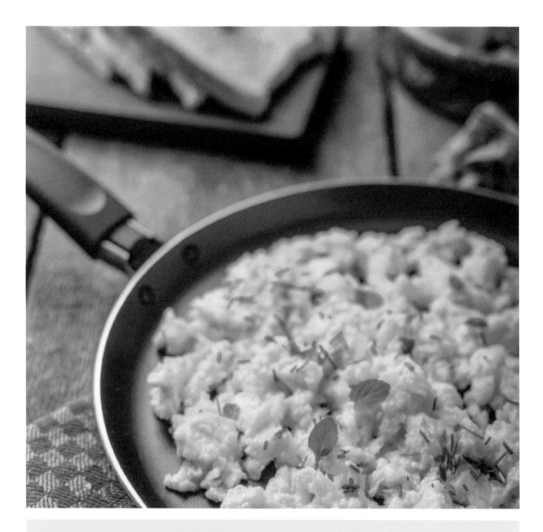

Un buen desayuno debe incluir proteína, como por ejemplo los huevos, que en este caso son revueltos y sin grasa (hechos en una sartén antiadherente). Se complementa con un poco de pan integral, fruta y alguna bebida como el café o el té solos o con una bebida vegetal. Hay que recordar que no se debe usar azúcar para endulzar sino edulcorante, los mejores son la estevia o la sucralosa.

b) Bocadillo del tamaño de la palma de la mano (mujeres) o de la mano completa (hombres) preferiblemente de pan integral, sin semillas ni cereales, o de pan blanco (nunca de molde), con jamón serrano sin grasa, cecina, lacón, atún natural, etc. (al menos 100 g) y preferentemente fiambre al corte y no preenvasado en sobres.

- Se puede untar el pan con tomate natural, pero sin agregar aceite.
- Si se requiere aumentar el pescado azul (por la necesidad de mantener niveles adecuados de omega 3), se puede hacer el bocadillo de salmón o trucha ahumados, 2 veces por semana.

+ 125 g aproximadamente de fruta (cualquiera) o si se desea algo dulce tomar una cucharada pequeña de mermelada sin azúcar añadido (elaborada con fructosa, excepto si se es intolerante a ella).

+ Café o té o infusiones solas o edulcoradas con stevia o sucralosa.

- Si se desea, se pueden usar hasta 100 ml de bebida vegetal («leche» de avena, almendras sin azúcar, avellana, coco, etc.).

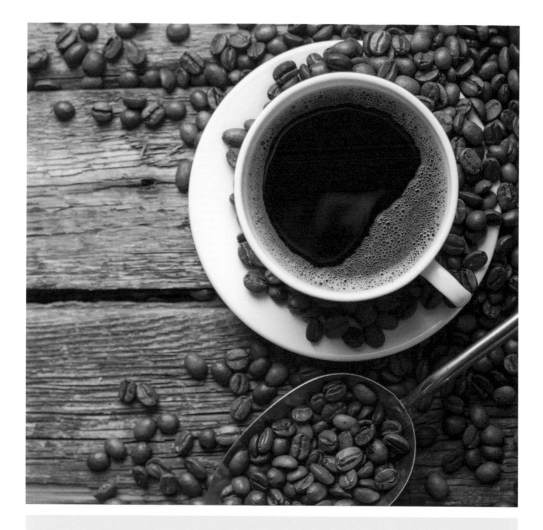

Quizá la bebida más popular después del agua sea el café, por sus propiedades estimulantes y su agradable aroma y sabor. Lo ideal es tomar café de tueste natural, que preserva su sabor original; sin embargo, existe la costumbre de tomarlo torrefacto o mezcla, lo que cambia su sabor y hace necesario añadir leche; por ello es mucho más recomendable tomar café natural.

) MEDIA MAÑANA

De preferencia hacer dos tomas:

1.ª toma: fruta (125 g), no zumos.

2.ª toma: proteína:

a) 3 lonchas de pechuga de pavo, jamón york o jamón serrano (sin tocino), lacón o cecina, o
b) 3 huevos de codorniz o 3 barritas de surimi o 3 palitos de cangrejo o una lata de atún, pechuga de pollo o pechuga de pavo al natural, o de berberechos al natural, o
c) 2 gelatinas sin azúcar añadido (y con extra de colágeno).

+ Bebida acalórica (agua, café solo, té o infusiones, o bebidas cero).

En el caso de los hombres, la proteína se puede comer con pan: una pulguita de pan integral (del tamaño de la palma de la mano) o 2 tortitas de maíz.

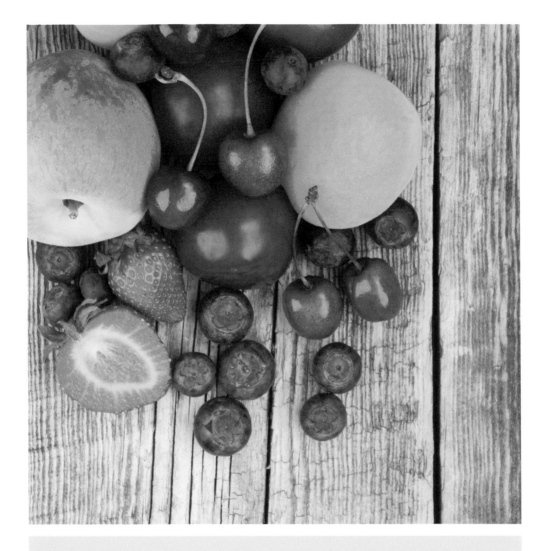

A media mañana y a media tarde, se debe tomar fruta, nunca zumos y, si se hace ejercicio aeróbico, siempre antes de realizarlo. Las frutas que tienen menos azúcares y que engordan menos son los frutos rojos del bosque (frambuesas, grosellas, moras, etc.), así como las fresas y las cerezas.

) COMIDA

Siempre dos platos:

Primer plato: vegetal (su función es saciante y aporta fibra para ayudar al tránsito intestinal).

a) Ensalada cruda de cualquier hortaliza: cantidad al gusto (lechuga, escarola, endivias, brotes de soja, canónigos, rúcula, etc.) o
b) verdura a la plancha (champiñones, pimientos, calabacín...), a la brasa, al papillote o al vapor.

Todo se debe cocinar con poco aceite y, si es necesario bajar la grasa, hay que evitar el aceite y aliñar las verduras con vinagre o zumo de limón y usar todo tipo de especias para condimentarlas.

• Nunca se deben emplear pastillas sazonadoras o caldos en tetrabrik, ni alimentos precocinados.

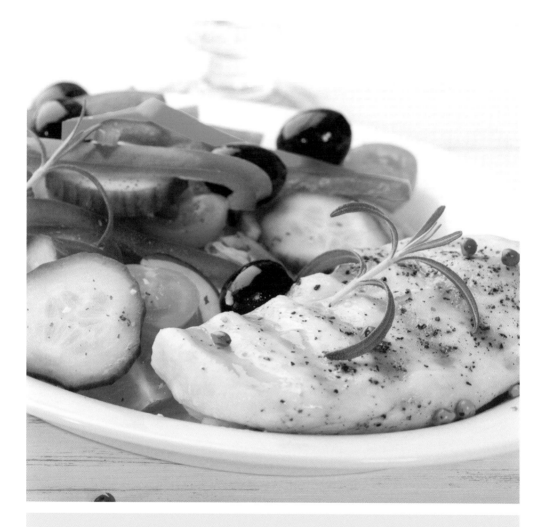

La comida debe estar compuesta primordialmente por ensalada cruda y una proteína. Se recomienda carne de ternera o buey, cerdo, pollo o conejo. Preferiblemente la carne magra (sin grasa) y las preparaciones culinarias más simples, para evitar el exceso de aceite, salsas, mayonesas, etc. También se pueden comer pescados blancos y azules o marisco.

Segundo plato: proteína (150 g para hombres y 100 g para mujeres), todo ello pesado en crudo.

a) filete de ternera o
b) solomillo de cerdo o pechuga de pollo o pavo sin piel, o
c) pescado blanco o marisco, o
d) una lata de atún natural o
e) 2 huevos o
f) 2 veces por semana pescado azul (salmón, bonito, caballa, sardina, trucha, cazón o pez espada).

Todo cocinado a la brasa, a la plancha, al horno, al vapor o al microondas.

• Si se desea disminuir las calorías, suprimir el aceite y usar vino para cocinar, y todo tipo de especias. En general, limitar el uso de aceite.

Además 2-3 veces a la semana agregar en la comida:

• 120 g pesados en cocido para las mujeres y 150 g pesados en cocido para los hombres de arroz, pasta o legumbres (en versión integral).
• Patata o boniato (150 g en cocido para las mujeres y 200 g en cocido para los hombres).
• 50-70 g de pan integral, respectivamente para mujeres y hombres.

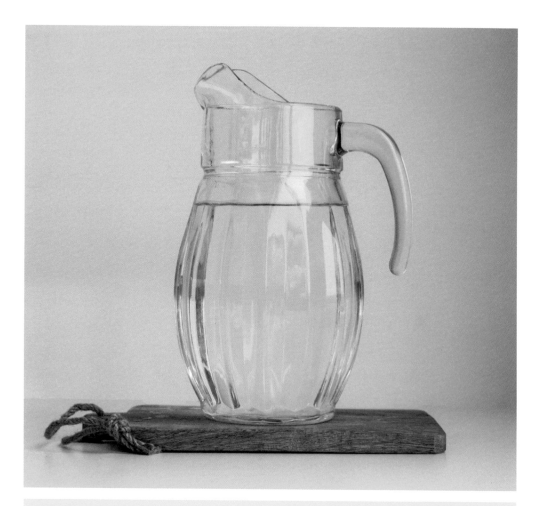

La hidratación es el pilar más importante de nuestra salud, pues podemos permanecer cierto tiempo sin comer, pero no sin beber. Lo mejor es el agua natural, baja en sales minerales, de la que debemos tomar al menos 2 litros al día. Hay otras formas de hidratación con líquidos claros: tés, infusiones, café y bebidas carbonatadas sin azúcar; sin embargo, el agua sigue siendo la mejor opción.

) MEDIA TARDE

1.ª **toma:** fruta 125 g, no zumos.

2.ª **toma:** proteína:

a) 2 lonchas de pechuga de pavo, jamón york o jamón serrano (sin tocino), lacón o cecina, o

b) 2 huevos de codorniz o 2 barritas de surimi o 2 palitos de cangrejo, o

c) una lata de atún, pechuga de pollo o pavo al natural, o berberechos al natural, o

d) 2 gelatinas sin azúcar añadido (y con extra de colágeno).

+ Bebida acalórica (agua, café solo, té o infusiones o bebidas cero).

En el caso de los hombres, la proteína se puede comer con pan: una pulguita de pan integral (del tamaño de la palma de la mano) o 2 tortitas de maíz.

- Si se realiza ejercicio físico: antes de empezar la actividad, tomar una fruta (125 g) y al acabar el ejercicio tomar la proteína: 3 lonchas de pechuga de pavo, jamón york o jamón serrano sin tocino, lacón o cecina, o 2-3 huevos de codorniz o barritas de surimi o palitos de cangrejo o una lata de atún, pollo o pavo al natural, o berberechos al natural.

) APERITIVO

A cualquier hora: 8-10 aceitunas naturales (sin relleno) + bebida baja en calorías: bebida cero, tinto de verano con gaseosa, cerveza clara o 0.0, vino, agua, té, infusiones o café solo).

- Si bebes vino o cerveza en la comida, cena o aperitivo debes caminar 20 minutos por cada copa o caña, a buen paso, para quemar las calorías vacías del alcohol.

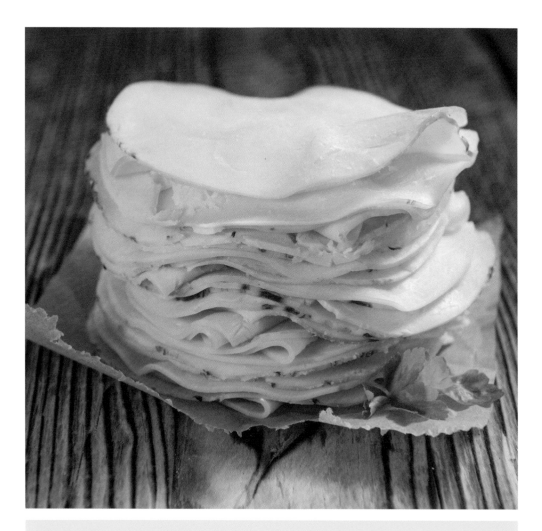

Además, tanto por la mañana como por la tarde se debe consumir algo de proteína, por ejemplo: fiambre de pechuga de pavo, jamón serrano (sin el tocino), jamón york, etc. Si se hace ejercicio, es preferible comer la proteína al finalizar. En algunos casos, el fiambre puede ir acompañado de pan (mejor integral) o de una tortita de maíz.

) CENA

Primer plato:

a) verduras u
b) hortalizas de cualquier tipo (ensaladas), la cantidad que se desee y elaboradas en forma de puré, cremas (sin quesitos ni leche ni natas) o cocidas, al vapor, al horno, a la plancha o al papillote, todas ellas preparadas con poca cantidad de aceite o sin él, si se desea bajar la cantidad de grasa de la dieta.

Segundo plato: proteína. Únicamente pescado blanco o marisco (150 g para los hombres y 100 g para las mujeres). Nunca carne, pollo o pavo o pescado azul en la cena, ya que tienen más grasa y la digestión es más lenta.

) RECENA

Si se desea tomar algo dulce: 2 gelatinas con colágeno añadido.

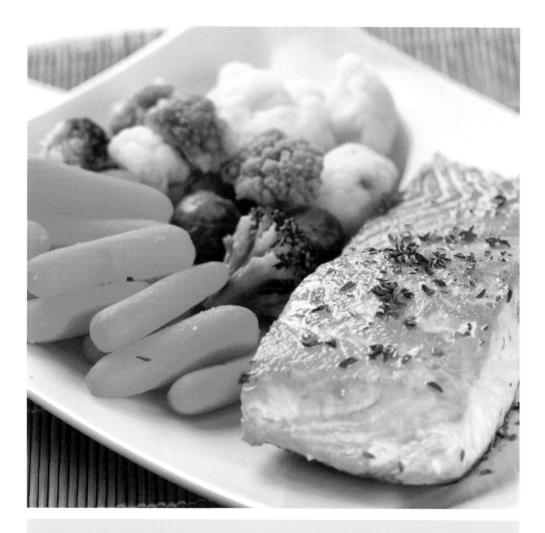

La cena debe consistir en verduras cocidas y pescado o marisco para que la digestión se realice más fácilmente, ya que la carne y las ensaladas requieren mayor tiempo, por lo que no se aconseja su ingesta habitual en la cena. Se recomienda cenar lo más temprano posible y continuar realizando las actividades habituales o una caminata después de cenar.

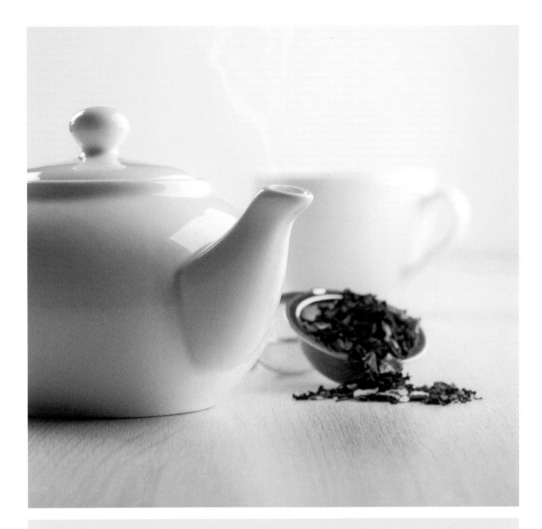

Los tés y las infusiones representan otra alternativa para hidratarnos. Además de tener una gran variedad de sabores, algunas infusiones tienen propiedades funcionales como tranquilizantes, digestivas, laxantes... Por eso hay que tenerlas en cuenta, tanto en regímenes de adelgazamiento como en nuestra dieta habitual, ya que pueden representar una ayuda en nuestro día a día.

RECUERDA:

- Se deben beber, al menos, 2 litros de agua o de infusiones al día.

- Debe pasar el mayor tiempo posible entre la cena y el momento de ir a dormir o sentarse en el sillón. Lo ideal sería dar un paseo, aunque sea corto (10-15 minutos), justo después de cenar.

- Estas normas alimentarias deben seguirse de lunes a viernes, pudiendo saltárselas 4 veces a la semana: dos comidas y dos cenas; pueden ser los fines de semana o días salteados en la semana. No podrás saltarte los desayunos, medias mañanas y medias tardes si quieres mantener tu peso.

CONSEJO

Tu comida principal debe ser el desayuno, y trata de hacerlo en familia. Procura que la cena sea ligera y lo más temprano posible.

- Si tienes hambre o quieres adelgazar: pica pequeños trozos de zanahoria cruda, pepino, pepinillos en vinagre (aclarados, para quitar el exceso de vinagre), rábanos o barritas de apio. Te saciarán y aumentarán el gasto digestivo (efecto termogénico del alimento).

- Si quieres saltarte la dieta, es mejor que un día comas mucho y de todo, y te la saltes totalmente, a que comas un poco de más todos los días. Cuando te das un atracón ocasional, tu organismo no puede metabolizar tanta comida, pero si te pasas un poco todos los días, son calorías que se suman y a lo largo del tiempo se acumulan como grasa, si no las gastas.

ÍNDICE DE MATERIAS

BIBLIOGRAFÍA

CAPÍTULO 1
- Vaquero, M. P., *Genética, nutrición y enfermedad*. EDIMSA, Editores Médicos, S. A., 2008, Madrid.

CAPÍTULO 2
- Wiss, D. A.; Avena, N.; Rada, P., «Sugar Addiction: From Evolution to Revolution», *Front Psychiatry*, noviembre de 2018; 7; 9:545.
- Gordon, E. L.; Ariel-Donges, A. H.; Bauman, V.; Merlo, L. J., «What Is the Evidence for "Food Addiction"? A Systematic Review», *Nutrients*, abril de 2018; 12;10(4).
- Capasso, A.; Milano, W.; Cauli, O., «Changes in the Peripheral Endocannabinoid System as a Risk Factor for the Development of Eating Disorders», *Endocr Metab Immune Disord Drug Targets*, 2018; 18(4):325-332.
- Borra Vegas, Cristina. «El atracón y sus trastornos: Características psicopatológicas e implicaciones diagnosticas», Tesis, Universidad de Valencia, 2008.

CAPÍTULO 3
- Salvador J., *Perspectivas clínico-básicas en obesidad*, Foro de endocrinología, Madrid, 2009, Roche.
- Frühbeck, G., *Adipoquinas en obesidad*, Foro de endocrinología, Madrid, 2009, Roche.
- Tejido adiposo, «Blausen Gallery 2014», *American Journal of Medicine*, ISSN 200187.
- Hilton, T. N.; Tuttle, L. J.; Bohnert, K. L.; Mueller, M. J.; Sinacore, D. R., «Excessive adipose tissue infiltration in skeletal muscle in individuals with obesity, diabetes mellitus, and peripheral neuropathy: association with performance and function», *Phys Ther*, noviembre de 2008, Nov;88(11):1336-44.

CAPÍTULO 4
- Morris, J. N.; Heady, J. A.; Raffle, P. A. B.; Roberts, C. G.: Parks; J. W., «Coronary heart-disease and physical activity of work», *Lancet*, 1953; ii: 1053-7, 1111-20.
- Stewart, R. A.; Held, C.; Hadziosmanovic, N.; Armstrong, P. W.; Cannon, C. P.; Granger, C. B.; Nicolau J. C., «Physical activity and mortality in patients with stable coronary heart disease». *J. Am. Coll. Cardiol*, 2017, 70, 1689–1700.
- Kim, Y.; Triolo, M.; De Hood, D. A., «Impacto del envejecimiento y ejercicio de control de calidad mitocondrial en el musculo esquelético», *Oxid Med Longev Cell*, 2017:3.165.396.
- Jung, S.; Kim, K., «Biogénesis mitocondria inducida por el ejercicio factores de transcripción PGC-1 alfa en el musculo esquelético», *Integr Med Res*, diciembre de 2014; 3(4): 155-160.
- Rosa-Caldwell, M. E.; Brown, J. L.; Lee, D. E.; Blackwell, T. A.; Turner, K. W.; Brown, L. A.; Perry, R. A.; Haynie, W. S.; Washington, T. A.; Greene, N. P., «Activación autofagia, no PGC-1a, puede mediar mejoras inducidos por el ejercicio en el manejo de la glucosa durante la obesidad inducida por la dieta» *Exp Physiol*, 21 de junio de 2017.
- Nam, S. A.; Izumchenko, E.; Dasqupta, S.; Hoque, M. O., «Las mitocondrias en las enfermedades y

el cáncer de pulmón enfermedad pulmonar obstructiva crónica: ¿dónde estamos ahora?», *Biomark Meda*, mayo de 2017;11(6): 475-489.

- Clark, A.; Mach, N., «La diafonía entre la microbiota intestinal y mitocondrias durante el ejercicio» *Frente Physiol*, 2017, 19 de mayo, 8:319.

CAPÍTULO 5

- Saavedra, D., Curso de nutrigenética online. Aula Genyca. Madrid. www.genyca.es

- Senghor, B.; Sokhna, C.; Ruimy, R.; Lagier, J. C., «Gut microbiota diversity according to dietary habits and geographical provenance», *Human Microbiome Journal*, 2018; 7–8: 1-9

- Campillo Álvarez, J. E., *El mono obeso*, Ed. Critica; 1ª edición actualizada. Barcelona, 2010.

- De Lorenzo, D., «Perspectivas presentes y futuras de la Nutrigenómica y la Nutrigenética en la medicina preventiva», *Nutr. clín. diet. Hosp*, 2012, 32(2):92-105.

- Onder, Y.; Green, C. B., «Rhythms of metabolism in adipose tissue and mitocondria». *Neurobiology of Sleep and Circadian Rhythms*, 2018, 4:57-63.

- Angelousi, A.; Kassi, E.; Nasiri-Ansari, N.; Weickert, M. O.; Randeva, H.; Kaltsas, G., «Clock genes alterations and endocrine disorders», *Eur J Clin Invest*, junio de 2018;48(6):e12927.

CAPÍTULO 6

- http://www.who.int/mediacentre/factsheets/fs311/en/index.html

- Moreno Esteban, B.; Monereo Megías, S.; Álvarez Hernández, J., *La obesidad en el tercer milenio*, Editorial Médica Panamericana, 3.ª edición, Madrid, 2005.

- Edikwe, J. H.; Ello-Martin, J. A.; Rolls, B. J., «Portion sizes and the obesity epidemic», *J Nutr*, 2005, 135(4):905–909.

- Livingstone, M. B. E.; Pourshahidi, L. K., «Portion size and obesity», *Adv Nutr*, 2014; 5(6):829–834.

- Estudio Di@bet.es: XXII Congreso Nacional de la Sociedad Española Endocrinos de 2011, p. 108.

- De Luis, D. A.; Aller, R.; Conde, R.; Izaola, O, De la Fuente, B.; González Sagrado, M.; Primo, D.; Ruiz Mambrilla, M., «Relación del polimorfismo rs993.9609 del gen FTO con factores de riesgo cardiovascular y niveles de adipocitoquinas en pacientes con obesidad mórbida», *Nutr. Hosp*, vol. 27, no. 4, Madrid, julio/agosto de 2012, pp. 36-42.

- González Jiménez, E., «Obesidad: análisis etiopatogénico y fisiopatológico», *Endocrinología y Nutrición*, vol. 60, no. 1, enero de 2013, pp. 17-24.

- Martos-Moreno, G. Á.; Argente, J., «Avances en el conocimiento de la obesidad infantil: De la consulta al laboratorio», *Bol pediatr*, 2013; 53: 213.

- Saavedra Ontiveros, D.; Jiménez Millána, A. I.; Orera Clemente, M.; Palma Carazo, C.; Moreno Esteban, B., «Asociación del polimorfismo I/D del gen de la ECA (enzima convertidora de angiotensina) y obesidad mórbida», *Endocrinol Nutr*, 2006, 53 (Espec Congr):1-139.

- OMIM, On Line Mendelian inheritance in Man®.https://www.omim.org/201

- Astrup, A. «The American paradox: the role of energy-dense fat-reduced food in the increasing prevalence of obesity», *Current Opinion in Clinical Nutrition and Metabolic Care*, noviembre de 1998; 1(6):573-577.

- De Luis, D.; Domingo, J. C.; Izaola, O.; Casanueva, F. F.; Bellido, D.; Sajoux, I., «Effect of DHA supplementation in a very low-calorie ketogenic diet in the treatment of obesity: a randomized clinical trial», *Endocrine*, octubre de 2016; 54(1):111-122.

- Blackburn, G. L., «Weight of the nation: moving forward, reversing the trend using medical care». *Am J Clin Nutr*, noviembre de 2012; 96(5):949-50.

- Leigh, S. J.; Lee, F.; Morris, M.J., «Hyperpalatabi-lity and the Generation of Obesity: Roles of En-vironment, Stress Exposure and Individual Diffe-rence», *Curr Obes Rep*, marzo de 2018; 7(1):6-18.

CAPÍTULO 7

- Aranceta Bartrina, J.; Serra Majem, L.; Pérez Ro-drigo, C.; Foz Sala, M.; Moreno Esteban, B.; Grupo Colaborativo SEEDO, «Prevalencia de obesidad en España», *Med Clin* (Barc), 125 (2005), 460-466.
- Rodella, F., «La farsa de los superalimentos», El País, 2018, 11 Sep. https://elpais.com/el-pais/2018/08/31/ciencia/1535714786_536847. html
- Di Masso Tarditti, M.; Lluís Espluga, J.; Rivera-Fe-rre, M., «Redes alimentarias alternativas y sobe-ranía alimentaria: posibilidades para la transfor-mación del sistema agroalimentario dominante», UAB, 2013.

CAPÍTULO 8

- Lee, J.; Kim, J., «Egg consumption is associated with a lower risk of type 2 diabetes in midd-le-aged and older men», *Nutr Res Pract*, 12 de oc-tubre de 2018; 12(5):396-405.
- Pourafshar, S.; Akhavan, N. S.; George, K. S.; Fo-ley, E. M.; Johnson, S. A.; Keshavarz, B.; Navaei, N.; Davoudi, A.; Clark, E. A.; Arjmandi, B. H., «Egg consumption may improve factors associated with glycemic control and insulin sensitivity in adults with pre- and type II diabetes». *Food Funct*, 15 de agosto de 2018; 9(8):4469-4479.
- University of Eastern Finland. «High-cholesterol diet, eating eggs do not increase risk of heart attack, not even in persons genetically predispo-sed, study finds», *ScienceDaily*, 11 de febrero de 2016.
- Qin, C.; Lv, J.; Guo, Y. on behalf of the China Kadoorie Biobank Collaborative Group, et al. «Associations of egg consumption with car-diovascular disease in a cohort study of 0.5 million Chinese adults», *Heart*, 2018; 104:1756-1763.
- Kim, J. E.; Campbell, W. W., «Dietary Cholesterol Contained in Whole Eggs Is Not Well Absorbed and Does Not Acutely Affect Plasma Total Cho-lesterol Concentration in Men and Women: Re-sults from 2 Randomized Controlled Crossover Studies», *Nutrients*, 9 de septiembre de 2018; 10(9).
- Murillo-Godínez, G.; Pérez-Escamilla, L. M. «Los mitos alimentarios y su efecto en la salud huma-na», *Med. interna Méx*, vol. 33, no. 3, Ciudad de México, mayo/junio de 2017.
- Cidón Madrigal, J. L., *Azúcar dulce veneno*, Ed. La Salud Naturalmente, 1ª edición, Madrid, 2015.
- Lohner, S.; Toews, I.; Meerpohl, J. J., «Health out-comes of non-nutritive sweeteners: Analysis of the research landscape», *Nutr. J*, 2017:16.
- Llorente, J. R. (presidente de la Sociedad Española de Nutrición Ortomolecular), «La leche nos mata poco a poco», *Saludvitalhomeopatia*, 18 de marzo de 2012.
- Zamora Navarro, S.; Pérez-Llamas, F., «Errors and myths in feeding and nutrition: impact on the problems of obesity», *Nutr Hosp*, 28 de septiem-bre de 2013, Suppl 5:81-8.

CAPÍTULO 9

- Khalid, A.N.; McMains, K. C., «Gluten sensitivity: fact or fashion statement?», *Current Opinion in Otolaryngology & Head and Neck Surgery*, junio de 2016; 24(3):238–240.
- Scrimshaw, N. S.; Murray, E., «Lactose tolerance and milk consumption: myths and realities», *Arch Latinoam Nutr*, 1988 Sep; 38(3):543-67.
- Garbayo, L., «Intolerancia a la lactosa: realidad o moda», *CEAC*, 2018, 19 feb.

CAPÍTULO 10

- Handjieva-Darlenska, T.; Handjiev, S.; Larsen, T. M.; van Baak, M. A.; Jebb, S.; Papadaki, A.; Pfeiffer, A. F.; Martinez, J. A.; Kunesova, M.; Holst, C.; Saris, W. H.; Astrup, A., «Initial weight loss on an 800-kcal diet as a predictor of weight loss success after 8 weeks: the Diogenes study», *Eur J Clin Nutr*, septiembre de 2010; 64(9):994-9. doi: 10.1038/ejcn.2010.110.

- Gargallo Fernández, M.; Basulto Marset, J.; Breton Lesmes, I.; Quiles Izquierdo, J.; Formiguera Sala, X.; Salas-Salvadó, J., «Resumen del consenso FESNAD-SEEDO: Recomendaciones nutricionales basadas en la evidencia para la prevención y el tratamiento del sobrepeso y la obesidad en adultos», *Endocrinología y Nutrición*, 2012; vol. 59, no. 7, pp. 429-437.

- Meinert Larsen, T.; Dalskov, S. M. et al., «Diets with High or Low Protein Content and Glycemic Index for Weight-Loss Maintenance», *N Engl J Med*, 2010; 363:2102-2113.

- Sánchez-Muniz, F. J.; Nus, M., *Importancia de la interacción dieta-genética en la prevención cardiovascular. Genética, Nutrición y enfermedad*, EDIMSA. Editores Médicos, 2008, Madrid-España; pp. 127-144.

- Moreno, B.; Bellido, D.; Sajoux, I.; Goday, A.; Saavedra, D.; Crujeiras, A. B.; Casanueva, F. F., «Comparison of a very low-calorie-ketogenic diet with a standard low-calorie diet in the treatment of obesity», *Endocrine*, diciembre de 2014; 47(3):793-805.

- Moreno, B.; Crujeiras, A. B.; Bellido, D.; Sajoux, I.; Casanueva, F. F., «Obesity treatment by very low-calorie-ketogenic diet at two years: reduction in visceral fat and on the burden of disease», *Endocrine*, diciembre de 2016; 54(3):681-690.

- Gomez-Arbelaez, D.; Crujeiras, A. B.; Castro, A. I.; Goday, A.; Mas-Lorenzo, A.; Bellon, A.; Tejera, C.; Bellido, D.; Galban, C.; Sajoux, I.; Lopez-Jaramillo, P.; Casanueva, F. F., «Acid-base safety during the course of a very low-calorie-ketogenic diet», *Endocrine*, octubre de 2017; 58(1):81-90.

- Gomez-Arbelaez, D.; Crujeiras, A. B.; Castro, A. I.; Martinez-Olmos, M. A.; Canton, A.; Ordoñez-Mayan, L.; Sajoux, I.; Galban, C.; Bellido, D.; Casanueva, F. F., «Resting metabolic rate of obese patients under very low calorie ketogenic diet», *Nutr Metab* (Lond), febrero de 2018; 17:15:18.

- Martínez-Riquelme, A.; Sajoux, I.; Fondevila, J., «Resultados del estudio PROMESA I: eficacia y seguridad de la aplicación de una dieta de muy bajo aporte calórico y reeducación alimentaria posterior mediante el método PronoKal® en el tratamiento del exceso de peso», *Nutr. Hosp*, 2014; 29(2):282-291.

AGRADECIMIENTOS

En primer lugar, a mi editora Teresa Petit, por haber confiado en mí, por enseñarme el arte de escribir un libro y por su paciencia, apoyo e inestimable ayuda.

A mi equipo, ya que gracias a ellas he podido trabajar con alegría y bienestar y centrarme en el libro.

A todos mis pacientes, pues siempre he aprendido algo de cada uno de ellos, y en particular a Carlota Corredera, porque su esfuerzo y tenacidad han ayudado a muchas personas, más de las que ella pueda imaginar, ya que las palabras mueven, pero el ejemplo arrastra.